Klinische Sprechwissenschaft

HALLESCHE SCHRIFTEN ZUR SPRECHWISSENSCHAFT UND PHONETIK

Herausgegeben von
Lutz Christian Anders, Ines Bose, Ursula Hirschfeld,
Eva-Maria Krech, Baldur Neuber und Eberhard Stock

Band 35

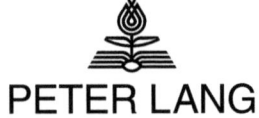

PETER LANG
Frankfurt am Main · Berlin · Bern · Bruxelles · New York · Oxford · Wien

Ulrike Sievert / Susanne Voigt-Zimmermann
(Hrsg.)

Klinische Sprechwissenschaft

Aktuelle Beiträge aus Wissenschaft,
Forschung und Praxis

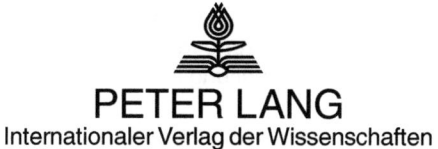

PETER LANG
Internationaler Verlag der Wissenschaften

Bibliografische Information der Deutschen Nationalbibliothek
Die Deutsche Nationalbibliothek verzeichnet diese Publikation
in der Deutschen Nationalbibliografie; detaillierte bibliografische
Daten sind im Internet über http://dnb.d-nb.de abrufbar.

Der vorliegende Band wurde von
Prof. Dr. Lutz Christian Anders betreut.

Gedruckt auf alterungsbeständigem,
säurefreiem Papier.

ISSN 1437-3890
ISBN 978-3-631-60501-1
© Peter Lang GmbH
Internationaler Verlag der Wissenschaften
Frankfurt am Main 2011
Alle Rechte vorbehalten.

Das Werk einschließlich aller seiner Teile ist urheberrechtlich
geschützt. Jede Verwertung außerhalb der engen Grenzen des
Urheberrechtsgesetzes ist ohne Zustimmung des Verlages
unzulässig und strafbar. Das gilt insbesondere für
Vervielfältigungen, Übersetzungen, Mikroverfilmungen und die
Einspeicherung und Verarbeitung in elektronischen Systemen.

www.peterlang.de

Inhaltsverzeichnis

Vorwort 7

Grußworte

Grußwort des Gründungsvorsitzenden des DBKS e.V.
Dr. Hans Jentzsch 9

Grußwort des 1. Vorsitzenden des dbs e.v.
Dr. Volker Maihack 13

Wissenschaftliche Beiträge

Lutz Christian Anders
Klinische Sprechwissenschaft – schon volljährig? 19

Tadeus Nawka
Klinische Sprechwissenschaft und Phoniatrie – ein Bündnis fürs Leben? 33

Baldur Neuber
Klinische Sprechwissenschaft im fachlichen Kontext der Gegenwart 49

Susanne Thiel
Stimmfunktionstherapie – Klinische Sprechwissenschaft tagtäglich 63

Susanne Voigt-Zimmermann
Ist Stimmtherapie erfolgreich? Und wie wird sie gemessen? 73

Regine Werner
Craniomandibuläre Dysfunktion und Klinische Sprechwissenschaft
– Wie passt das zusammen? 93

Ulrike Nespital
Mit Musik geht alles leichter
– Kann Musik die Stimmtherapie effizienter machen?.................. 103

Ute Schikora
Sprachförderung in Kindertagesstätten:
Das sächsische Landesmodellprojekt „Sprache fördern".................. 117

Stephanie Kurtenbach
Einblick in die Qualifizierungsmaßnahme des Landesmodellprojekts
„Sprache fördern", Sachsen: Methoden der Sprachförderung.................. 127

Renate Berger
„Entweder er schluckt oder er schluckt nicht, da können Sie sowieso
nichts machen!" – Oder doch?
Dysphagie als interdisziplinäre Herausforderung.................. 135

Vorwort

Am 29. Mai 2010 beging der „Deutsche Bundesverband Klinischer Sprechwissenschaftler" (DBKS e.V.) mit einem wissenschaftlichen Symposium und einer Festveranstaltung sein 20-jähriges Bestehen in den Räumen der Martin-Luther-Universität Halle-Wittenberg. Dem Motto Goethes folgend „Das Tun interessiert, das Getane nicht" (aus Zahme Xenien, 1827), beschloss der Verband, nicht allein eine Rückschau auf das Geleistete zu halten, sondern den Blick auch auf aktuelle Arbeitsfelder und Forschungsthemen Klinischer Sprechwissenschaftler zu richten.

Die Organisatoren, die vielen Teilnehmer des Symposiums sowie die Gratulanten und Weggefährten der vergangen Jahre erhielten einen lebendigen Eindruck von der Vielfalt klinisch-sprechwissenschaftlicher Themen. Vorgestellt wurden u.a. Analysen zum Stand der Forschung sowie empirische Studien, aber auch Konzepte therapeutischen Handelns auf der Basis langjähriger wissenschaftlicher und praktischer Kompetenz in ganz persönlichen Erfahrungsberichten.

Wurde die Klinische Sprechwissenschaft in den letzten Jahrzehnten vor allem mit der Diagnostik und Therapie von stimmgestörten Patienten assoziiert, so offenbarte das Spektrum der Vorträge wiederum die Breite und Tiefe der von Klinischen Sprechwissenschaftlern behandelten therapeutischen Fragestellungen. So entwickelten sich, den Anforderungen der klinischen Praxis folgend, Klinische Sprechwissenschaftler beispielsweise auch zu Experten auf dem Gebiet der Dysphagien, oder sie sind in die Entwicklung tragfähiger Konzepte zur frühen Sprachförderung maßgeblich involviert.

An diesem lebendigen Symposiumstag trafen also ganz unterschiedliche Sichtweisen und Standpunkte aufeinander, boten reichlich Diskussionsstoff und belegten nicht zuletzt die Vehemenz der vertretenen Ansichten, wenn es um die Belange der stimm-, sprech-, sprach- oder schluckgestörten Patienten sowie die Qualität wissenschaftlicher und praktischer Arbeit geht.

Diese thematische und stilistische Vielfalt möchten wir in diesem Tagungsband nun auch einem breiteren Publikum vorstellen. Zur leichteren Lesbarkeit wurde dabei auf die ganz konsequente Verwendung beider geschlechtsspezifischer Bezeichnungen verzichtet, die verwendete Form steht ausdrücklich immer für beide Geschlechter.

Die vorangestellten Grußworte charakterisieren in prägnanter und anschaulicher Weise eine wichtige Arbeitsebene des DBKS: Die letzten 20 Jahre waren geprägt von berufspolitischen Kämpfen, Verhandlungen, Niederlagen und Siegen. Zunächst ging es bei dieser Arbeit darum, im wiedervereinigten Deutschland im Kanon der sprachtherapeutischen Berufsgruppen eine Stimme zu finden, um die (in der DDR ehemals Fachärzten gleichgestellte) Berufsgruppe der Klinischen Sprechwissenschaftler überhaupt in die zur Stimm-, Sprech-, Sprachtherapie zulassungsfähigen Berufsgruppen zu integrieren und etablieren. Dem folgten zum Teil Kassenverhandlungen, bei denen immer öfter befreundete Berufsgruppen zu Partnern wurden, wie die Klinischen Linguisten, Patholinguisten, Atem-, Sprech- und Stimmlehrer und vor allem Sprachheilpädagogen. Mit der Vereinigung zum „Deutschen Bundesverband akademischer Sprachtherapeuten" (dbs e.V.) hat diese Entwicklung einen logischen Abschluss gefunden. Nichtsdestotrotz wird das wichtigste Ziel bleiben, zusammen mit der Berufsgruppe der Logopäden die *akademische* Ausbildung von Sprachtherapeuten und Logopäden sowie ein *einheitliches* Sprachtherapeutengesetz durchzusetzen.

Die Umstellung der Studiengänge infolge des Bologna-Prozesses eröffnete die Möglichkeit, einen Masterstudiengang Sprechwissenschaft mit der Spezialisierung „Sprach-, Sprech- und Stimmstörungen" einzurichten. Dadurch wurden die Grundlagen geschaffen, auch weiterhin Klinische Sprechwissenschaftler auf höchstem Niveau auszubilden und akademische Forschung an der Schnittstelle zur Therapie durchzuführen.

Hoffen wir, dass nicht erst weitere 20 Jahre vergehen, um in einer erneuten „Innenansicht" der Klinischen Sprechwissenschaft die Weiterentwicklungen in Wissenschaft, Forschung und Therapie und ihre interdisziplinären Bezüge zu dokumentieren!

Ulrike Sievert und Susanne Voigt-Zimmermann

Grußwort des Gründungsvorsitzenden des DBKS e.V.

Dr. Hans Jentzsch, Bad Salzungen

Liebe Kolleginnen und Kollegen, verehrte Gäste, meine Damen und Herren,

es ist mir eine besondere Freude und Ehre, Sie zu der heutigen Festveranstaltung begrüßen zu dürfen.

Für mich persönlich gibt es genügend Grund zur Freude: zum Ersten zeigt mir die große Zahl Klinischer Sprechwissenschaftler, dass unsere Verbandsarbeit auch nach der Wiedervereinigung zielstrebig und erfolgreich fortgeführt wurde, zum anderen finde ich darin die Bestätigung, dass die Sprechwissenschaft mit dem Spezialgebiet der Klinischen Sprechwissenschaft viele Kollegen begeistern kann, wie sie mich in meinem gesamten Berufsleben bis zum heutigen Tag erfüllt hat. Und das zu Recht: kann doch der Klinische Sprechwissenschaftler den Erfahrungs- und Wissensschatz einer breit gefächerten sprechwissenschaftlichen Ausbildung und der intensiven postgradualen Ausbildung bei seiner Arbeit mit dem Patienten zur Anwendung bringen.

Gestatten Sie mir einen kurzen Rückblick auf die Geschichte unseres Verbandes: Schon Mitte der 1970er-Jahre fanden sich die klinisch tätigen Sprechwissenschaftler zusammen, um letztendlich die „AG Klinische Sprechwissenschaft" in der „Gesellschaft für Phoniatrie und Pädaudiologie und Cervicofaziale Chirurgie" zu gründen. Einerseits, um der regelmäßigen Weiterbildung eine solide Basis zu geben, andererseits aber auch berufspolitischem Aspekt Gewicht und Stimme zu verleihen.

An dieser Stelle ist die unermüdliche, engagierte und sehr erfolgreiche Arbeit unserer ersten Vorsitzenden Dr. Eva-Maria Pfau zu würdigen, die wesentlichen Anteil an der Etablierung des „Fachsprechwissenschaftlers der Medizin" analog zum Facharzt im Rahmen der „Akademie für ärztliche Fortbildung der DDR" hatte.

Zu nennen sind neben den regelmäßigen Fortbildungsveranstaltungen die Symposien der Klinischen Sprechwissenschaftler, die unsere Fachkollegen, Stimm- und Sprachheillehrer und Phoniater in regem wissenschaftlichen Austausch vereinte. Durch die Teilnahme renommierter westdeutscher Stimm- und Sprachtherapeuten und Phoniater sowie die uns zwar unter erschwerten Bedingungen, aber letztendlich doch zugängliche internationale Fachliteratur war das Fachwissen der Klinischen Sprechwissenschaftler jederzeit auf dem neuesten Stand. Deshalb konnten wir auch nach der Wende problemlos unsere Arbeit in die bundesrepublikanische Therapeutenvielfalt einbringen.

Die gemeinsame wissenschaftliche Arbeit der Klinischen Sprechwissenschaftler belegt das Lehrbuch „Stimmfunktionstherapie", das 1982 erstmalig erschien.

1986 wurde ein neuer Vorstand gewählt. Seitdem führte ich in gemeinsamer Arbeit mit Helmut Wever und seit 1990 mit Dr. Susanne Thiel und engagierten Vorstandsmitgliedern die Geschicke unseres Verbandes.

Die Zeit der Wende stellte unseren Verband vor eine völlig veränderte Situation: die akademischen Berufsgruppen, die in der DDR ausschließlich auf dem Gebiet der Stimm-, Sprech- und Sprachstörungen eigenverantwortlich tätig waren, verloren ihre ehemals gesicherte Anerkennung zugunsten der durch das bundesdeutsche Logopädengesetz von 1980 etablierten großen Anzahl von Fachschulabsolventen mit der Berufsbezeichnung „Logopäde".

Mit der Gründung der „Ständigen Konferenz sprachtherapeutischer Berufsgruppen" (SKsB) im Juni 1991 fanden wir ein Forum, wo wir im Austausch mit den anderen, überwiegend nichtlogopädischen, sprich: akademisch ausgebildeten Kollegen der Bundesrepublik einen genauen Überblick über die wahrhaftig komplizierte berufspolitische Situation insbesondere der freiberuflichen Kollegen bekamen.

Andererseits durften wir nicht müde werden, den Fachsprechwissenschaftler der Medizin in den verschiedenen Gremien bekannt zu machen. So ist mir die Vorstellung unseres Verbandes bei der zu gründenden SKsB in Bad Nenndorf unvergesslich. Den Vormittag verbrachte ich mit unerträglichen Zahnschmerzen beim Zahnarzt, um am Nachmittag – noch leicht betäubt – gemeinsam mit Susanne Thiel eine pointierte Rede über unsere Ausbildung zum Fachsprechwissenschaftler zu halten.

Wiederum gemeinsam mit Susanne Thiel wurden wir zu einer Beratung in das Bundesministerium für Gesundheit in Bonn geladen. Dort empfing uns und weitere Vertreter akademischer Stimm- und Sprachtherapeuten eine nicht gerade freundlich gesonnene Runde des Ministeriums, Phoniatern und Logopäden, die keinesfalls ihr Lebenswerk – das Logopädengesetz – verändert wissen wollten.

So sind viele Reisen, unzählige Gespräche mit den Vertretern verschiedener Fachrichtungen gegenwärtig, um unter den gegebenen Bedingungen die Existenzgrundlage für unsere freiberuflich tätigen Kollegen zu sichern. Die Aufnahme der Klinischen Sprechwissenschaftler als „zulassungsfähige Berufsgruppe" in die „Gemeinsamen Empfehlungen der Spitzenverbände der Krankenkassen" war dabei von entscheidender Bedeutung.

Es ist dem unermüdlichen Einsatz des Vorstandes unseres Verbandes zu danken, dass dieses Ziel erreicht wurde und zwischenzeitlich Verträge zwischen dem DBKS und den Krankenkassen zum Abschluss kamen.

Doch noch einmal zurück zur SKsB. Ziel der gemeinsamen Anstrengungen war die Wandlung des Logopädengesetzes in ein Sprachtherapeutengesetz, um dem beruflichen Einsatz der akademisch ausgebildeten Kollegen einen ihrem Ausbildungsstand entsprechenden gesetzlichen Rahmen zu geben. Eine unglaubliche Mühsal, die bis heute nicht ihren Abschluss gefunden hat.

Aber: der Kampf um die volle Anerkennung der Akademischen Sprachtherapeuten geht weiter. Um dieses Ziel zu erreichen, kam es zur Gründung des Deutschen Bundesverbandes der akademischen Sprachtherapeuten (dbs) als Interessenvertretung dieser Berufsgruppen. Eine logische Schlussfolgerung war der Beitritt des DBKS zum dbs, der von Dr. Volker Maihack geleitet wird und den ich seit unserem ersten Treffen in Bad Nenndorf als kämpferischen Geist schätze.

Unser Verband darf glücklich sein, dass engagierte und unerschrockene Kolleginnen – Dr. Bärbel Miethe, Dr. Susanne Voigt-Zimmermann und Ulrike Sievert in meiner Nachfolge die Verbandsarbeit seit 1996 leitend fortgeführt haben.

Mir ist nicht bange, dass das Ziel der uneingeschränkten Anerkennung der Klinischen Sprechwissenschaftler im Kontext der anderen akademischen Stimm- und Sprachtherapeuten der Bundesrepublik erreicht wird. Dazu und für die vielen anderen Aufgaben brauchen wir den DBKS, dem ich für die kommenden 20 Jahre alles erdenklich Gute wünsche und dem heutigen Symposium einen vollen Erfolg!

Grußwort des 1. Vorsitzenden des dbs e.V.: „Hoch-Zeit" – ein Beziehungsfragment in fünf szenischen Betrachtungen

Dr. Volker Maihack, Moers

1   Die Braut

„Klinische Sprechwissenschaftler sind eine stimm-, sprech-, sprach- und schlucktherapeutisch und diagnostisch tätige Berufsgruppe, die sich mit ihrer spezifischen Ausbildung in die Vielfalt aller auf diesem Gebiet tätigen Therapeutengruppen integriert. Der Berufsverband "Deutscher Bundesverband Klinischer Sprechwissenschaftler (DBKS) e.V." wurde 1990 gegründet und ging aus der AG "Klinische Sprechwissenschaft" der Gesellschaft für Oto-Rhino-Laryngologie und cervicofaciale Chirurgie hervor."

Schlägt bei dieser Beschreibung das Herz des potenziellen Bräutigams höher? Na ja!

Aber haben Sie gerade Herrn Dr. Jentzsch zugehört? Oder dort vorne schon zu Frau Dr. Thiel rübergeschaut? Da pocht's gewaltig und genau so war das damals.

Vielleicht nicht ganz so emotional, und bis die Partnerschaft amtlich besiegelt wurde, dauerte es auch noch einige Jahre. Aber den menschlichen Faktor bei dem Zusammengehen von so unpersönlichen Konstruktionen wie Vereinen oder Verbänden kann nur unterschätzen, wer ihn noch nicht in diesen langatmigen Gremiensitzungen erlebt hat.

Aber seien wir ehrlich, liebe Mitstreiter der ersten gemeinsamen Tagungen der SKsB Anfang der 1990er-Jahre im beschaulichen Bad Nenndorf, unter dem ökologisch korrekten Dach der Atem-, Sprech- und Stimmlehrer der Schule Schlaffhorst-Andersen; unter der sonderpädagogisch gelassenen Leitung durch

Theo Borbonus von der dgs und beim Verzehr linksgedrehten Joghurts in der handgeschöpften Turnhalle an zusammengezimmerten Tischen mit selbstgebatikten Tischdeckchen: Geburtshelfer unserer Partnerschaft war nicht nur Sympathie der dort Anwesenden füreinander, es war natürlich und vor allem das verbindende Ziel eines gemeinsamen akademischen Ausbildungsprofils "Sprachtherapie" und eines Bundessprachtherapeutengesetzes.

Und es war auch die Betonfraktion des damaligen Zentralverbandes für Logopädie, die uns zusammenbrachte. Wie Bismarck die deutschen Fürstentümer unter Verweis auf die Bedrohung durch die Anderen an einen Tisch holen konnte, so einte uns das kollektive Augenrollen über die leidigen Omnipotenzbehauptungen wechselnder ZVL-Vertreter.

Die distanziert-mitleidige Beobachtung sprachlicher und verhandlungstaktischer Eskapaden, wie sie Herr Dr. Jentzsch im eher Humboldtschen Sinne pflegte, ergänzte Frau Dr. Thiel in den Verhandlungspausen durch empathisch analytische Fassungslosigkeit („Haben Sie das gehört, also sagen Sie mal wie kann die denn..."). So etwas verbindet!

2   Der Bräutigam

„Der "Deutsche Bundesverband der akademischen Sprachtherapeuten" (dbs) ist der Zusammenschluss akademisch ausgebildeter Spezialisten für die Prävention, Diagnostik, Therapie, Beratung und Nachsorge bei Störungen der Sprache, des Sprechens, der Stimme und der Nahrungsaufnahme im Kindes-, Jugend- und Erwachsenenalter. Die Mitglieder des Verbandes sind Sprachheilpädagogen, Klinische Linguisten, Klinische Sprechwissenschaftler und Patholinguisten. Alle sind Absolventen von interdisziplinären Hochschulstudiengängen, die Inhalte aus Linguistik und Phonetik, Psychologie, (Sonder-)Pädagogik und Medizin integrieren. Die vier- bis fünfjährige akademische Ausbildung entspricht den europäischen Standards für Sprachtherapeuten."

Schlägt bei dieser Beschreibung das Herz der potenziellen Braut höher? Na ja!

Aber haben sie schon einmal auf die aktuelle Homepage des dbs geschaut? Wie viele Arbeits- und Handlungsfelder abgedeckt werden? Oder schon einmal juristischen Rat bei Fragen der Berufsausübung gebraucht und eine der mittlerweile 3 hauptamtlichen Jurist/-innen am Telefon gehabt?

Da klopft vielleicht auch das Herz höher, aber vor allem der Kopf sagt: so übel ist das gar nicht..., für dieses Angebot schau ich gerne über den einen oder anderen Makel und auch Tellerrand hinweg. Im Großen und Ganzen ist er, der dbs, ja auch o.k. und für den angebotenen Sonderpreis kann ich den ganzen Kram wie Kassenverhandlungen, Öffentlichkeitsarbeit, Fortbildungen, Hochschularbeit oder Politikkontakte nicht selber machen.

Außerdem: wir sind 100, die sind 30x so viele – eine Heirat macht schon Sinn. Aber: So leicht und vor allem unter meinem gefühlten Wert wird der dbs uns nicht bekommen!

3   Die Brautwerbung

Ort: ein idyllisches Restaurant in Halle im Spätsommer, an der Saale im Jahr 2001.

Anwesende: Frau Dr. Bärbel Miethe, amtierende DBKS-Vorsitzende; Frau Dr. Susanne Zimmermann, zukünftige DBKS-Vorsitzende; Herr Dr. Volker Maihack, der dbs-Vorsitzende.

Zweck der Zusammenkunft: Sondierungsgespräch über mögliche Formen und Wege der intensiveren Zusammenarbeit.

Gesprächsatmosphäre: entspannt und vom gemeinsamen Ziel, dem Sonnenschein, dem steten Säuseln des Flusses und dem anregenden Essen nebst Weinbegleitung inspiriert.

Brief an den dbs: „Grundsätzlich stehen die Mitglieder unseres Verbandes im Kontext der aktuellen berufs- und gesundheitspolitischen Situation einer Bündelung von Kräften und einem gemeinsamen Weitergehen positiv gegenüber. Die Mitgliederversammlung erwartet dazu das schriftliche Angebot ihres Vereins." (Schreiben DBKS, Frau Dr. Renate Berger) – Leidenschaft ist anders!!

Antwort RA Gerrlich: Insgesamt eine ganze halbe Seite mit dem Kernsatz: „Der DBKS bleibt als Verein erhalten. Er tritt als Verein (juristische Person) dem dbs bei." Das ist die Übersetzung der sommerlichen Harmonie am Fluss und der vorangegangenen 10-jährigen Flirtphase ins Juristische.

Antwort (nach diversen Schreiben) am 28.11.2001: „Sehr geehrter Herr Dr. Maihack, in Absprache mit Frau Dr. Zimmermann möchte ich Ihnen folgendes mitteilen: die Vollversammlung des DBKS hat am 17.11.2001 dem Zusammenschluss mit dem dbs einstimmig zugestimmt *(Tusch und Applaus, aber:)* unter der Voraussetzung, dass Details zu rechtlichen und organisatorischen Fragen noch diskutiert werden". Uff – jetzt ging es um die Anzahl der Kühe und wer das Fest bezahlt.

Im März 2002 war dann das Paket geschnürt! *Brief an den DBKS:* „Sehr geehrte Frau Dr. Zimmermann, liebe Susanne ...fasse ich die in unserem Gespräch am 4.3. in der dbs-Geschäftsstelle in Moers getroffene Vereinbarung gerne noch einmal zusammen:

1. Der DBKS tritt als juristische Person in den dbs ein. 2. Der DBKS erhält einen Posten im Beirat des dbs. 3. Der DBKS zahlt einen Beitrag an den dbs. Punkte 4 – 7 folgen.

4   Die Hochzeit

„Seit dem 1.5.2002 ist der DBKS e.V. juristisches Mitglied im Deutschen Bundesverband der akademischen Sprachtherapeuten. Ziel dieser Zusammenarbeit ist unter anderem die Durchsetzung eines bundesweit einheitlichen Sprachtherapeutengesetzes. Aktuelle berufspolitische Fragestellungen werden fortan in gemeinsamen Gremien bearbeitet." (DBKS-Homepage)

Hochzeiten verlaufen natürlich nie gänzlich ohne Pannen oder Diskussionen über die einzuladenden Gäste (ihre Verwandtschaft aus der Humboldt-Uni in Berlin wollte die Braut partout nicht dabei haben – natürlich hat sich der Bräutigam diesem Wunsch galant gefügt) und nicht immer gehen sie mit pomp and circumstances einher. Aber beide hatten „Ja" gesagt und nachdem der Ehevertrag geschlossen war, begann nun nicht etwa der Ehealltag, denn alltäglich war die aktuelle Brautführerin wahrlich nicht: Frau Dr. Susanne Zimmermann hielt Einzug in das Haus = Gremien des frisch gebackenen Partners. Das neue gemeinsame Quartier wurde gründlich inspiziert, entstaubt, unterstellte Gemeinsamkeiten stets gerne hinterfragt („Nee, Moment mal, also da kann ich so nix zu sagen oder entscheiden, da muss ich erst mit meinem Vorstand drüber sprechen") und schon wieder hatte sie Zeit und meistens Zugeständnisse für was auch immer gewonnen. So macht frau schnell Karriere und 2005 wurde sie 2. Bundesvorsitzende, des nun um die Klinischen Linguisten und Patholinguisten erweiterten Gesamtverbandes.

5   Das Eheleben

Die vergangenen 8 Jahre waren zunächst geprägt vom Wirbel um die neuen Zulassungsempfehlungen, BSG-Urteil, die Entwicklung der Qualifikations-Module bis zur Resolution der dbs-Dozentenkonferenz 2005 und der Übergabe an die Mitglieder des Gesundheitsausschusses des Deutschen Bundestages.

DBKS-spezifisch war das dbs-Symposium 2004 "Hauptsache Stimme" ein Schritt zum Ankommen im dbs, aber auch ein prägendes für den dbs, schließlich war mit *diesem* Symposium die Umbenennung des dbs vom Bundesverband der Sprachheilpädagogen zum Bundesverband der akademischen Sprachtherapeuten verknüpft.

Die sprechwissenschaftlichen Töne im dbs erklingen in den letzten Jahren etwas leiser, aber dennoch unüberhörbar. Ulrike Sievert, als Vorsitzende seit 2008 im Amt, ist ebenso fest wie der gesamte DBKS in den Gremien des dbs und in den Köpfen der Kolleginnen und Kollegen verankert. Wenn konkrete Dinge anzugehen sind, aber auch wenn es um die Gestaltung des gemeinsamen "Zusammenlebens an der Basis", z.b. in den Landesgruppen geht, ist das Denken in Rollenklischees (fast) überwunden. Der DBKS gehört zu uns und ich hoffe der ganze dbs gehört wie selbstverständlich auch zu Ihnen.

„Es gibt sie noch, die guten Dinge" – so bewirbt ein kommerzieller Bewahrer und Sammler seinen Warenkatalog. Es gibt ihn, diesen besonderen Geist, dieses "andere Denken" im Verständnis des sprach- und stimmbeeinträchtigten Menschen – die von Herrn Prof. Anders und anderen sorgsam gepflegte, behutsam nach außen vertretene und weiterentwickelte Hallenser Schule. Diese besondere Sprache und Rhetorik, die im DBKS, die bei den Klinischen Sprechwissenschaftlern gepflegt und erhalten wird. Dieser Geist und diese Sprache tut uns allen gut – bitte bewahren sie beides als wertvolles Gut im empiristischen und evaluativen Mainstream des Gesundheitssystems.

Damit aber die Pragmatik des Ehealltags abschließend zu Wort kommt, hören sie, was mir Ihre Vorsitzende per Mail auf den Weg zu diesem Symposium mitgegeben hat: „Und schließlich nur noch das zu Deiner Info, manche Dinge brauchen dann auch im Stillen mehr Kraft und Geduld als gedacht und sind natürlich längst noch nicht ausgestanden, aber seit Anfang Mai ist jetzt zumindest der dicke Ordner mit dem Antrag auf BA/MA-Sprechwiss.-Kassenzulassung abgeschickt. Stephanie Kurtenbach wird das auch auf der dbs- Dozentenkonferenz in Bochum berichten, auch wenn ich persönlich glaube, dass der nächste schwierige Teil jetzt erst noch kommt."

Auch diesen Teil des Weges geht man gemeinsam leichter als allein.

Herzlichen Glückwunsch zum Zwanzigjährigen!

Klinische Sprechwissenschaft – schon volljährig?

Lutz Christian Anders, Halle

1 Wegbereiter

Als ich Ende 1978 das erste Mal als junger Absolvent an einer Mitgliederversammlung des damaligen Verbandes teilnahm, gab es für mich und für uns damals Junge mehrere respekteinflößende „Lichtgestalten" – erfahrene Kolleginnen und Kollegen, die für uns Mentoren und gleichermaßen Leitbilder waren. Einer von ihnen, ein bedeutender, war Dr. Hans Jentzsch. Damals wusste ich noch nicht, dass eines Tages, wenn wir 20 Jahre DBKS feiern, nach seiner Begrüßung auch ein Grußschreiben von mir verlesen würde; das ist mir eine besondere Freude.

Und schon jetzt kommt ein Dank: an ihn und an alle die erfahrenen Kolleginnen und Kollegen des Verbandes, die uns Jüngere, die heute schon ein wenig gealtert sind, und die Sie *heute* Jüngere, die auch eines Tages leider ein wenig altern werden, damals und heute an die Hand genommen haben und uns freundlich, nicht selten sogar freundschaftlich den Weg gewiesen haben. Ohne sie alle wäre vieles schwerer und manches unmöglich gewesen.

Als ich den zweiten Kollegen, der zu ihnen gesprochen hat, Dr. Volker Maihack, das erste Mal sah, kam den Kolleginnen und mir manches von dem, zu dem er uns Klinische Sprechwissenschaftler (in Leipzig, in den Räumen der ehemaligen DHFK) animieren, nein, eigentlich überreden wollte, nämlich zum Beitritt in einen professionsübergreifenden Dachverband sprachtherapeutisch tätiger Berufsgruppen und zur Mitarbeit in ihm, noch nebulös und schwer durchschaubar vor – und wir reagierten ein wenig skeptisch: Sollten wir in einer großen Dach-Organisation vielleicht gesichtslos untergehen?

Heute arbeiten wir mit Selbstverständlichkeit in dem von ihm als erstem Bundesvorsitzenden geleiteten Verband, dem Deutschen Bundesverband der akademischen Sprachtherapeuten, und wir tun das mit großem Gewinn. Danke!

2 Sprachtherapie: Geschichte

Lassen Sie mich an dieser Stelle nach der im Titel ein wenig provokant formulierten Volljährigkeit fragen. Nach dem § 2 BGB bedeutet Volljährigkeit u.a. Geschäftsfähigkeit, Schadensersatzpflicht, Strafmündigkeit, Prozessfähigkeit, Fahrerlaubnisfähigkeit, die Pflicht oder das Recht, Wehrdienst oder Zivildienst zu leisten, das Recht zu wählen und gewählt zu werden. Alles das dürfen die Mitglieder des Verbandes, zumindest schon seit einigen Jahren. Volljährigkeit bedeutet Erwachsensein. Sind wir erwachsen – beruflich: wissenschaftlich, therapeutisch, organisatorisch? Oder in den Kinderschuhen? – Vielleicht beides.

Wenn wir uns als Verband in einer Traditionslinie der Beschäftigung mit der Therapie von Sprach- und Stimmstörungen sehen, reichen die Wurzeln weit zurück; wir können uns schon auf Hippokrates (460 - 377 v. Chr.) berufen, der im fünften Jahrhundert vor Christus die Therapie der «Cynanche» (Laryngitis, Entzündung der Stimmlippen) beschrieb und noch die Lunge als Phonationsorgan annahm. Im vierten Jahrhundert v. Chr. war es Aristoteles (384-322 vor Chr.), der sich mit Stimmheilkunde beschäftigte, vor allem mit altersbedingten Stimmveränderungen, so mit dem Stimmwechsel bei Jugendlichen, darüber hinaus mit Stimmstörungen, die durch unterschiedliche Krankheiten ausgelöst waren, u.a. durch Hörstörungen und durch Kastration. Atmung, Stimme und Artikulation spielten in den Schulen der griechischen und römischen Kitaristen und Rhetoriker eine wesentliche Rolle, und schon in der Stoikerzeit galt das Interesse der *pronuntiatio*. Unter diesem Begriff ist auch das Wissen um die stimmliche Gestaltung der Rede zu verstehen, das in der *phonaskia* gelehrt wurde, einem Unterrichtsfach, das zwischen Stimmbildung und Stimmtherapie stand – ganz ähnlich den Anfängen der Sprecherziehung vor 105 Jahren an der Universität Halle.

Weiter könnte man Quintilian (30 - 96 n. Chr.) und seine Hinweise zum Stimmgebrauch in der *Institutio oratoria* erwähnen, dann Plutarch (gest. um 125 n. Chr.), vor allem aber Galen (129 - 199 n. Chr.), dessen medizinische Schriften teilweise noch im Mittelalter als maßgebend galten. Anhand bestimmter Krankheitsfälle berichtete er auch über deren Stimmsymptome und empfahl vor allem diätetische Therapiemaßnahmen. Wenn Sie heute in die Ratgeberliteratur sehen, finden sie – betroffen – manche ähnliche Hinweise wieder, leider nicht immer dem Störungsbild und seiner notwendigen Therapie angemessen... In der Antike wurde diätetischen Gesichtspunkten bei der Behandlung von Stimmstörungen, aber auch der prophylaktischen Stimmpflege, insgesamt große Bedeutung beigemessen, wobei darunter neben Bädern und Luftkuren bei bereits bestehenden Störungen auch allgemeine Grundregeln gesunder Lebensführung verstanden wurden.

Mit einem „Sprung" sind wir im 17. Jahrhundert: Artikulationstherapie wurde zunächst vor allem im Rahmen der Taubstummenbildung eingesetzt. 1620 beschrieb Juan Pablo Bonet (1579 - 1633) die Lautsprachmethode für den Sprechunterricht von Taubstummen. 1771 fand in Paris die Gründung der ersten Taubstummenschule statt. Die erste Laryngoskopie am eigenen Kehlkopf (1854) durch den spanischen Sänger und Gesangspädagogen Manuel Garcia (1805 - 1906) mit Hilfe eines Zahnarztspiegels und eines gewöhnlichen Handspiegels begründete die Laryngologie. Der Stimmtherapie wurden damit gänzlich neue Perspektiven eröffnet. Unter Verwendung eines Augenspiegels führten Ludwig Türck (1810 - 1868) und Nepomuk Czermak (1828 - 1873) die Untersuchungen des Kehlkopfs fort.

Wieder ein Sprung: zu Hermann Gutzmann sen. (1865 - 1922), dem Begründer der modernen Stimm- und Sprachheilkunde und ihrer medizinischen Lehrdisziplin, der Phoniatrie, die fast genauso alt ist wie die Sprechkunde an der halleschen Universität. 1906 hielt Gutzmann an der Charité in Berlin seine Antrittsvorlesung – als erster Lehrstuhlinhaber der Phoniatrie auf der Welt. Das junge Fach Phoniatrie war in der Anfangszeit lange durch zwei konkurrierende Schulen gekennzeichnet, die *Berliner Schule* und die *Wiener Schule*. Die Berliner Schule, die aus der Inneren Medizin bzw. der Chirurgie hervorgegangen war, arbeitete entschieden physiologisch, organisch orientiert (Ihre Vertreter wurden deshalb oft auch als die „Organisten" bezeichnet.); prägend war die somatisch ausgerichtete Beschäftigung mit organischen oder funktionellen Störungen und deren Therapie. Vertreter dieser Richtung waren H. Gutzmann sen., Kussmaul, Schilling, Nadoleczny, Seeman. Ihnen gegenüber stand die Wiener Schule der „Psychologisten" mit den Hauptvertretern Fröschels, Liepmann, Stein. Sie akzentuierten die Psyche als prägendes Agens des Stimmklangs und pathologischer Stimmveränderungen und folgten bei der Therapie vor allem Grundsätzen der Psychologie und Tiefenpsychologie.

3   Sprechkunde / Sprechwissenschaft, Klinische Sprechwissenschaft

Zweifellos waren beide konkurrierende Schulen, deren spezifisches Profil sich an der jeweils anderen Schule schärfte, nicht allein im Besitz der „absoluten Wahrheit". Als günstig erwies sich deshalb die Tatsache, dass der hallesche Sprechwissenschaftler Richard Wittsack dieser Vereinseitigung entgehen konnte: In kurzer Folge nämlich hospitierte er, bevor er 1919 in Halle sein Amt antrat, in den phoniatrischen Einrichtungen in Berlin *und* in Wien (vgl. Suttner 1981) und entging damit einer Vereinseitigung seiner Lehrmeinungen. Bemerkenswert für die Lehre der Sprechkunde / Sprechwissenschaft an der Universität Halle war, dass sich die Sichtweise bereits vor 105 Jahren strikt am Benennbaren und Beschreibbaren orientierte: an der Anatomie und Physiologie der Sprech- und Hörorgane.

Zugleich prägte sich früh der Grundsatz aus, den Hans Krech später programmatisch formulierte: dass nämlich nicht einfach am Kehlkopf nur ein *Störungssymptom* zu beseitigen ist, sondern dass immer die psychische und soziale Situation des Menschen begriffen und in den Therapieprozess einbezogen werden muss. Er plädierte dafür, „nicht am Symptom anzugreifen, sondern den Menschen zu erfassen" (Krech 1959, 397) – und zwar nach „verhängnisvollem Irrweg". Das (hier zwar nicht so benannte, aber gemeinte) Prinzip der *Ganzheitlichkeit* in der Therapie von Kommunikationsstörungen finden wir bereits bei Krech, es ist für unser heutiges therapeutisches Handeln immer noch bindend. Phoniatrie und Sprechkunde / Sprechwissenschaft entwickelten sich fast zur selben Zeit. 1905/1906 wurde an der Vereinigten Friedrichs-Universität Halle-Wittenberg (nach Leipzig und Berlin) ein Lektorat für Vortragskunst eingerichtet (Vertreter: E. Geißler). Neben der Vermittlung sprechästhetischer Fähigkeiten spielten schon bald auch Atemübungen und Stimmtechnik eine Rolle in der Ausbildung, ebenso Artikulationsschulung, Stimmhygiene und die Prophylaxe von Stimmstörungen – also auch stimm- und sprachtherapeutische Gegenstände.

Seitdem sind die Sprach- und Stimmstörungen ein Bestandteil der Lehre und Forschung. Der Nachfolger Geißlers, Richard Wittsack, und mehr noch dessen Nachfolger, Hans Krech, intensivierten die Beschäftigung mit dem Arbeitsgegenstand Stimm- und Sprachstörungen. Zahlreiche Publikationen beziehen sich auf dieses Feld (so auch seine Habilitationsschrift zur Therapie der Sigmatismen - vgl. Krech 1954). Sie können hier nicht alle erwähnt werden, verwiesen sei nur auf die weithin bekannt gewordene *Kombiniert-psychologische Übungstherapie* (vgl. Krech 1959), auf seine Arbeit zur Rhinolalia aperta (vgl. Krech 1960) und zur psychogenen Aphonie (vgl. Krech 1954). Vor allem die Kombiniert-psychologische Übungstherapie war für viele späterhin entwickelte Therapiekonzepte wegweisend. Sie wirkte über den Rahmen der Sprechwissenschaft hinaus. Zudem stellt sie ein Konzept dar, das der Therapie ganz unterschiedlicher Störungsbilder unterlegt werden kann. Wenn heute von ganzheitlichen Therapieverfahren gesprochen wird, ist immer auf den frühen Beitrag der Sprechwissenschaft zur Würdigung der Gesamtpersönlichkeit des Patienten mit all ihren sozialen und psychischen Implikationen für die Therapie zu verweisen. Krechs phonetische und sprechkünstlerische Arbeiten können für unser Gebiet als flankierende Forschungen angesehen werden, die die klinisch-sprechwissenschaftliche Lehre und Forschung mittelbar stützten.

Von den Nachfolgerinnen und Nachfolgern Krechs, die zu Störungen des Sprechprozesses am Institut für Sprechwissenschaft arbeiteten, sei Jutta Suttner genannt, die dieses Teilgebiet der Sprechwissenschaft über Jahrzehnte als wissenschaftliche Mitarbeiterin bzw. als Hochschullehrerin vertrat. Sie forschte beispielsweise zur Sprechtherapie bei Lippen-Kiefer-Gaumenspalten, stellvertretend für zahlreiche andere Publikationen sei ihre Dissertation erwähnt (vgl. Suttner 1971); hinzu kommen zahlreiche Arbeiten zu Stimmstörungen, zu Sigmatismen (vgl. Suttner 1989), zu grundlegenden Problemen und Zielen sprachtherapeutischer Arbeit an der Martin-Luther-Universität (vgl. Suttner 1981) sowie zur Wirkung von Stimme und Artikulation im Rahmen des Forschungsprojektes *Sprechwirkung* des Instituts (etwa ihre Habilitationsschrift zur Stimmwirkung - vgl. Suttner 1982). Neben ihrer wissenschaftlichen Arbeit besitzt ihre Lehrtätigkeit für die Entwicklung unseres Faches größte Bedeutung. Es gelang ihr, die Lehre sämtlicher Störungsbilder des Feldes der Sprach-, Sprech- und Stimmstörungen abzudecken und den Studierenden praxisnah und gut strukturiert nahe zu bringen. Die Tatsache, dass die so genannten „Fachsprechwissenschaftler der Medizin" nach Weiterbildung und Anerkennung der Spezialisierung durch die Akademie für Ärztliche Fortbildung der DDR in den phoniatrischen Abteilungen der Universitätsklinika der DDR sowie den großen Bezirkskrankenhäusern sowohl in der therapeutischen Praxis als auch mit Blick auf ihre Forschungstätigkeit hohes Ansehen besaßen, ist in hohem Maße ihr und ihren Mitarbeiterinnen zu danken.

Die jüngste Entwicklung zeigt, dass dieses Fachwissen eine außerordentlich fruchtbare Kooperation mit Vertreterinnen und Vertretern anderer Berufsgruppen ermöglicht, die mit der Therapie von Sprach-, Sprech- und Stimmstörungen befasst sind. Zu nennen sind hier an erster Stelle Phoniater, aber auch Neurologen und Psychologen, Pädiater, Hals-Nasen-Ohrenärzte (etwa Tumorchirurgen in den HNO-Kliniken), Rehabilitationspädagogen und Ingenieure (z.B. bei akustischen Forschungen). Diese Kooperation hatte sich bereits in den 1950er-Jahren angebahnt, als der erste Phoniatriekurs für Hals-Nasen-Ohrenärzte nach dem Kriege im Jahre 1960 in Halle stattfand, der von den Ärzten Jakobi und W. Pfau und dem Sprechwissenschaftler H. Krech gemeinsam organisiert wurde. Die Kooperation zwischen Medizinern, gerade Phoniatern, und Sprechwissenschaftlern war unterschiedlich intensiv, sie ist aber nie gänzlich „eingeschlafen" und hat sich in den letzten 15 Jahren verstärkt.

Selbstverständlich waren zahlreiche andere Kolleginnen und Kollegen an der weiteren Entwicklung des Faches beteiligt. Herausgehoben sei an dieser Stelle, dass es sich in vielen Fällen um Klinische Sprechwissenschaftler/-innen aus der Praxis handelte, die unter teils schwierigen Zeit- und Arbeitsbedingungen nicht nur Studierende und Absolventen des Instituts für Sprechwissenschaft und Phonetik angeleitet und weitergebildet haben, sondern auch gute wissenschaftliche Arbeit leisteten. Sie schlug sich zum Teil in hervorragenden Qualifikationsarbeiten (in Dissertationen oder Habilitationsschriften) nieder, aber auch in zahlreichen Zeitschriftenartikeln und Monografien.

Wenn man die Themen dieser neueren Arbeiten betrachtet, wird man gewahr, dass sich das Feld der Störungsbilder, die im Mittelpunkt diagnostischer oder therapeutischer Bemühungen von Klinischen Sprechwissenschaftlern standen, in den letzten 20 Jahren stark erweitert hat. Die Schluckstörungen, die Versorgung von gehörlosen oder ertaubten Patienten mit einer Innenohrprothese (Cochlea Implantat), die Therapie der Stimme von Transsexuellen, das Aufmerksamkeits-Defizit-Syndrom und Auditive Verarbeitungs- und Wahrnehmungsstörungen sind Beispiele hierfür.

Auch die Zahl der Therapiekonzepte ist gewachsen, das Feld dieser Konzepte hat sich enorm diversifiziert. Für uns gilt es immer, den Gehalt solcher neu publizierter Verfahren kritisch zu prüfen: 1. hinsichtlich der Haltbarkeit der wissenschaftlichen Grundlagen, 2. in Bezug auf die Effektivität des Verfahrens, 3. mit kritischem Blick auf den tatsächlichen Innovationswert eines neuen Konzepts. Nicht jede Kombination bereits seit Jahren oder Jahrzehnten bestehender Übungsverfahren im Verein mit flankierenden ergo- oder physiotherapeutischen Maßnahmen unter Hinweis auf Interdisziplinarität ergibt ein wirklich neues Konzept. Das fachliche Rüstzeug, solche Verfahren zu erproben und deren Relevanz kritisch einzuschätzen, erwerben wir im Studium; eine präzise und haltbare Evaluation ist in jedem Fall unabdingbar.

Immer profitieren wir von den Forschungsergebnissen der anderen Teildisziplinen der Sprechwissenschaft. So sind phonetische oder rhetorische Forschungen natürlich zumindest mittelbar von Bedeutung für die Stimmstörungen oder die Sprachstörungen. Daneben eröffnet sich aber auch die Möglichkeit für klinisch-sprechwissenschaftliche Arbeiten an Gegenständen, die Forschungen unterschiedlicher sprechwissenschaftlicher Spezialisierungen vereinigen (wie etwa die gegenwärtig am Seminar für Sprechwissenschaft und Phonetik bearbeiteten Projekte Telekommunikation oder Interkulturelle Kommunikation) und eine wechselseitige Durchdringung der sprechwissenschaftlichen Teilgebiete in der Forschungspraxis ermöglichen.

Nicht alle Forschungsschwerpunkte auf dem Gebiet der letzten Jahrzehnte können hier angeführt werden. Jedoch ist erwähnenswert, dass neben ganz neuen

Themen bis in die Gegenwart hinein bestimmte relativ konstante „Themenstränge" verfolgt worden sind (vgl. auch Anders 2007, 108-110).

Diese sind an den Gegenständen zahlreicher Publikationen ersichtlich. Gute Beispiele für die halleschen Arbeitsfelder stellen aber auch die zu den betreffenden Themen erarbeiteten Dissertations- und Habilitationsschriften dar, die in Halle bzw. von Absolventinnen und Absolventen des halleschen Instituts/Seminars zu Sprach-, Sprech-, Stimmstörungen sowie zu Problemen der Stimme und Artikulation verfasst worden sind. Sie sind aus diesem Grund nahezu vollständig in die folgende Zusammenstellung aufgenommen worden. Solche Forschungsschwerpunkte der Klinischen Sprechwissenschaft sind (und waren) u.a. folgende:

- Leitlinien / Handlungsgrundsätze der Klinischen Sprechwissenschaft (vgl. Anders / Stock 1998, Miethe / Thiel / Zimmermann 1998, Zimmermann / Miethe / Thiel 2001, Zimmermann / Anders 2002, Voigt-Zimmermann 2007),

- Grundprobleme der Therapie: methodische und methodologische Positionen, Therapieziele (vgl. Pfau 1981, Pfau / Streubel 1982, Berger 1990),

- historische Aspekte der Stimm- und Sprachtherapie (vgl. Könnicke 2009, Anders 2009),

- Stimme, Stimmklang- und Stimmleistungsmerkmale: Beurteilung, Verfahren der Quantifizierung und Fragen der Wirkung (vgl. Schmidt 1985, Anders 1985, Bastian 1985, Thiel 1987, Anders 1996, Nedlin / Seidner 2003, Gonnermann 2007, Evans / Nawka 2005),

- spezielle Störungsbilder aus dem Bereich der Sprach-, Sprechstörungen und Schluckstörungen sowie des Cochlea Implants, darunter Arbeiten zu Problemen und Störungen der kindlichen Sprachentwicklung (vgl. Hartinger 2006, Hartinger / Hardcastle / Gardiner 2007, Berger / Heide-Schröter 2007, Kurtenbach 2007, Arnold et al. 2008, Singer 2008),

- spezielle Störungsbilder aus dem Bereich der Stimmstörungen, darunter Arbeiten zur Pädagogenstimme, zu deren Merkmalen und Wirkung (vgl. Simon 1962, Schulze 1981, Greifenhahn 1984, Lemke 1988, Wuttke 1988, Lemke / Thiel / Zimmermann 2004).

Unter den Dissertationen der letzten Jahre finden sich Arbeiten zu Therapiekonzepten (Sensorische Integration und Integrationstherapie - vgl. Kurtenbach 2008), zu speziellen Störungsbildern aus dem Gebiet der Sprach- und Sprechstörungen (Poltern - vgl. Hartinger 2008, Aphasietherapie - vgl. Sickert 2010), zur

Stimmphysiologie (Kehlgesang, dabei Einsatz der Glottographie - vgl. Grawunder 2008) sowie zur apparativ und computergestützten Erfassung der Stimmbelastbarkeit (vgl. Nedlin 2001).

4 Aktuelle Fragen der universitären Lehre und der Berufspolitik

Im Rahmen der Lehre der Sprach-, Sprech-, Stimmstörungen, Schluckstörungen und der Arbeit mit cochleaimplantierten Patienten vollziehen sich gegenwärtig große Veränderungen. Sie sind einerseits dem Modularisierungsprozess der Studiengänge an den europäischen Universitäten („Bologna-Prozess") geschuldet, andererseits den Anforderungen der Krankenkassen an die Berufsgruppen, die zur Abgabe von Stimm-, Sprech- und Sprachtherapie als Heilmittelerbringer nach §124 SGB V zugelassen werden.

Der Modularisierungsprozess wird, auch Jahre nach seiner Einführung, immer noch lebhaft und kritisch diskutiert. An dieser Stelle können die Themen und Standpunkte, die den Diskurs kennzeichnen, nicht dargestellt werden. Auch wir am Seminar für Sprechwissenschaft und Phonetik haben das Studium neu konzipiert und „Abschied" vom Diplomstudiengang Sprechwissenschaft „genommen". Im Wintersemester 2006/2007 begann der erste Bachelorstudiengang, im vergangenen Wintersemester 2010/2011 der erste Masterstudiengang Sprechwissenschaft. Für die Studierenden ergeben sich in der Praxis zahlreiche Veränderungen, vor allem ist das Bachelor- und Masterstudium gedrängter und konzentrierter als der frühere Diplomstudiengang. Alle Studienleistungen werden nach einem Leistungspunktesystem abgerechnet. Jedes Modul wird geprüft, wodurch weitaus mehr Prüfungen (Modulprüfungen) anfallen als früher im Diplomstudiengang.

Die Krankenkassen stellen neben qualitativen auch quantiative Anforderungen an die ausbildenden Einrichtungen. Dies bedeutet, dass für die Qualifikation zur Therapie eines bestimmten Störungsbildes oder Störungsbilder-Komplexes eine definierte Zahl von „Credit Points" (Leistungspunkte, LP, ECTS) bei der Vermittlung der entsprechenden Lehrinhalte gefordert ist. Jeder Leistungspunkt entspricht dabei einer bestimmten Zahl an studentischen Arbeitsstunden.

Inhaltlich sind die Anforderungen an die Studiengänge entsprechend der Zulassungsempfehlungen des GKV-Spitzenverbandes vom Juli 2008 in *Theoretisch-praktische Anforderungen* und *Störungsspezifische Kompetenzen* aufgeteilt. Die *Theoretisch-praktischen Anforderungen* gliedern sich in *Sprachtherapeutische Handlungskompetenzen* (Wissenschaftliche Arbeits- und Forschungsmethoden; Qualitätssicherung; Beratung / Therapeutenverhalten sowie Lehrinhalte, die frei im Bereich Sprachtherapeutische Handlungskompetenzen einsetzbar sind) und *Grundlagen* (Medizin; Sprachwissenschaften; Pädagogik, Sonderpädagogik, Sprachbehindertenpädagogik, Heil- und Sonderpädagogik, Soziologie der Behinderten; Psychologie sowie freie Lehrinhalte zu diesem Komplex). Darüber hinaus sind *Störungsbezogene Kompetenzen* aufgeführt. In dieser Rubrik sind Störungsbilder bzw. Komplexe von Störungsbildern erfasst (Beispiele: Entwicklungsbedingte Störungen, Erworbene sprachsystematische Störungen, Redeflussstörungen, Sprechstörungen, Stimmstörungen, Schluckstörungen). Hinzu kommen eine *Abschlussarbeit* sowie *Anforderungen an das Praktikum*. Für jeden der angeführten Bereiche sind konkrete quantitative Umfänge als Mindestanforderung benannt, die in Leistungspunkten angegeben sind.

Normalerweise entspricht es nicht den Usancen der universitären Lehre, bestimmten externen Anforderungen, etwa von Kassenverbänden, zu genügen; allerdings ist bereits durch die Grundgedanken des Bologna-Prozesses ein Perspektivenwechsel vorgezeichnet: In Abkehr von der Fragestellung „Wo und in welcher Form kann ich beruflich tätig werden, wenn ich den Studiengang X absolviert habe?" wird die Frage reziprok gestellt: „Was ist das praktische Ziel des Studienganges? Welche Studieninhalte sind *demzufolge* in welcher Quantität und in welchen Proportionen, orientiert an einem angezielten Berufsbild, in den Studiengang zu integrieren?". Erst dann, wenn diese Frage schlüssig beantwortet werden kann, wird ein Studiengang von einem (externen) Akkreditierungsbüro akzeptiert. Die Unterschiede zur Universität alten Zuschnitts sind gravierend. Mit dem Argument der universitären „Freiheit der Lehre" ist wenig ausgerichtet, denn schließlich zwingt uns niemand, eine Kassenzulassung zu erwerben. Ohne sie jedoch würde sich eine grundlegende Frage nach dem Sinn unserer universitären Lehre auf dem Gebiet der Störungen des Sprechprozesses stellen. Zur Orientierung der Lehre an unserem Institut / Seminar an den Anforderungen der Spitzenverbände der Krankenkassen gibt es zwar – wie zu allem – eine Alternative, diese aber bedeutete die weitgehende Preisgabe therapeutischen Wirkens (für uns und für unsere Patienten). So haben wir uns bei einer Neustrukturierung des Bachelor- und des Masterstudiengangs an den Anforderungen an Bachelor- / Masterstudiengänge entsprechend den Zulassungsempfehlungen des GKV-Spitzenverbandes orientiert.

Den quantitativen Anforderungen der Krankenkassen zur Abgabe von Stimm-, Sprech- und Sprachtherapie mit Kassenzulassung kann im Bachelorstudium nicht entsprochen werden, denn neben Sprach- und Stimmstörungen werden selbstverständlich weiter die sprechwissenschaftlichen Teilgebiete Phonetik, Rhetorik, Sprechkunst gelehrt. Deshalb haben wir uns von Seiten des Instituts in enger Abstimmung mit der Vorsitzenden des DBKS, Ulrike Sievert, entschlossen, den Studierenden die Möglichkeit zu geben, nach dem einheitlichen Bachelorstudiengang einen Masterstudiengang anzuschließen, der die Spezialisierung Sprach-, Sprech- und Stimmstörungen beinhaltet. Der Masterstudiengang am Seminar für Sprechwissenschaft und Phonetik der Martin-Luther-Universität Halle-Wittenberg ist so aufgebaut, dass sich nach einem ersten gemeinsamen Semester aller Masterstudenten der weitere Studiengang aufteilt: Ab dem zweiten Semester besteht die Möglichkeit, die verbleibenden drei Semester des Masterstudiengangs entweder in der Spezialisierung Phonetik / Rhetorik / Sprechkunst oder in der Spezialisierung Sprach-, Sprech- und Stimmstörungen zu studieren. Beide Studiengänge in Aufeinanderfolge (konsekutive Studiengänge: Bachelor Sprechwissenschaft, 180 Leistungspunkte, Regelstudienzeit: 6 Semester, und Master Sprechwissenschaft, 120 Leistungspunkte, in der Spezialisierung Sprach-, Sprech- und Stimmstörungen, Regelstudienzeit: 4 Semester) sollen dann für eine Teilzulassung zur Abgabe von Stimm-, Sprech- und Sprachtherapie als Heilmittelerbringer nach § 124 SGB V für die folgenden Störungsbilder befähigen:

- Entwicklungsbedingte Sprachstörungen und Rhinolalien (SP 1 - SP 3, SF),
- Sprachstörungen bei hochgradiger Schwerhörigkeit und Cochlea-Implantat-Versorgung (SP 4),
- Redeflussstörungen (RE 1 / RE 2) und
- Stimmstörungen (ST 1- ST 4).

Das umfangreiche Material zur Erlangung dieser Teilzulassung durch die Kassen (Antrag, Zusatzhinweise, tabellarische Übersicht der in den einzelnen Positionen erreichten Leistungspunkte im Vergleich zu den Anforderungen der Kassen, Dozentenverzeichnis, Studienordnungen und Modulhandbücher beider Studiengänge sowie Praktikumsdokumente) ist im April 2010 eingereicht worden und wird gegenwärtig (Stand Juni 2010) überprüft.

Die Einschränkung auf eine Auswahl an Störungsbildern bedeutet natürlich eine schmerzliche Preisgabe unseres bisherigen Anspruchs auf die Behandlung sämtlicher Sprach-, Sprech- und Stimmstörungen, der Schluckstörungen und des Hörtrainings nach Einsatz eines Cochlea Implantats. Sie ist subjektiv so bedauerlich wie objektiv unabdingbar. Jedoch entfällt damit die bisherige Notwendigkeit der Postgraduierung zur Erlangung der Kassenzulassung. Zudem ist es jeder Absolventin / jedem Absolventen der beiden Studiengänge unbenommen, in späteren Weiterbildungen die Kassenzulassung für alle Störungsbilder zu erlangen. Über solche Weiterbildungen wird bereits nachgedacht; sie können etwa durch den DBKS bzw. den Deutschen Bundesverband der akademischen Sprachtherapeuten oder auch durch andere Bildungseinrichtungen organisiert werden. Gegenwärtig wird die Frage einer effektiven Kooperation unter den

Hochschullehrern und -lehrerinnen der Universitäten mit sprachtherapeutisch orientierten Studiengängen diskutiert, denn das Problem, dass an einer Bildungseinrichtung nicht alle Inhalte vermittelt werden können, betrifft sämtliche anderen Universitäten und Hochschulen ebenso wie uns in Halle.

Darüber hinaus muss auch für das Seminar für Sprechwissenschaft und Phonetik der gegenwärtige Stand kein Dauerzustand sein. Bereits jetzt zeigt sich, dass in unseren Studiengängen wertvolle Grundlagen für die Diagnostik und Therapie auch solcher Störungsbilder gelegt werden, für die gegenwärtig noch keine Kassenzulassung angestrebt wird. Möglicherweise lässt sich die Palette der zulassungsfähigen Störungsbilder später erweitern.

Klinische Sprechwissenschaft – schon volljährig, schon erwachsen? Noch in den Kinderschuhen? Momentan zeigt sich der Anfang einer neuen Etappe des Entwicklungsweges unserer Disziplin. Neue Weg-Etappen aber sind, betrachtet man die vergangenen Jahrzehnte, immer wieder notwendig gewesen und wurden in Angriff genommen.

Die vielleicht zutreffendste Antwort auf die im Titel gestellte Frage lautet: Wir befinden uns weiter auf dem Wege. Die Kinderschuhe wachsen mit.

Literaturverzeichnis

Anders, L. C. (1985): Auditive Beurteilung von Stimmen unterschiedlicher Heiserkeitsgrade. Phil. Diss. Halle (Mskr.).
Anders, L. C. (1996): Spektrale Analysen gestörter Stimmen. Habil.schrift Jena (Mskr.).
Anders, L. C. (2007): Forschung und Lehre auf dem Gebiet der Sprach-, Sprech- und Stimmstörungen. In: Bose, I. (Hg.): Sprechwissenschaft. 100 Jahre Fachgeschichte an der Universität Halle. Peter Lang Verlag, Frankfurt a. M. (Hallesche Schriften zur Sprechwissenschaft und Phonetik 22), 107-116.
Anders, L. C. (2009): Stimm-, Sprechstörungen. In: Ueding, G. (Hg.): Historisches Wörterbuch der Rhetorik. Max Niemeyer Verlag, Tübingen, 99-108.
Arnold, A. et al. (2008): Ergotherapie mit aphasischen Patienten – ein transprofessioneller Arbeitsansatz. In: Praxis Ergotherapie 21(4), 227-234.
Bastian, H.-J. (1985): Theoretische Grundlagen und experimentelle Untersuchungen der Wirkung der Stimme in der sprechsprachlichen Kommunikation. Habil.schrift Halle (Mskr.).
Berger, R. (1990): Ein Programm zur Prophylaxe funktioneller Dysphonien für fünf- bis sechsjährige Kinder in Vorschuleinrichtungen. Phil. Diss. Halle (Mskr.).
Berger, R. / Heide-Schröter, A. (2007): Einführung von Schluckkoststufen zur Optimierung der Ernährung von Dysphagiepatienten. In: Forum Logopädie 21, 28-32.
Evans, R. / Nawka, T. (2005): Auditive Stimmbeurteilung nach einer visuellen Analogskala und einer Ordinalskala. Poster: 22. Jahrestagung der DGPP, Berlin.

Gonnermann, U. (2007): Quantifizierbare Verfahren zur Bewertung von Dysphonien: Auditiv-perzeptive Heiserkeitsbeurteilung, apparative Stimmdiagnostik und Selbsteinschätzung der Stimme. Phil. Diss. Halle (Mskr.).

Grawunder, S. (2008): On the Physiology of Voice Production in South-Siberian Throat Singing - Analysis of Acoustic and Electrophysiological Evidence. Phil. Diss. Halle (Mskr.).

Greifenhahn, L. (1984): Zur Wirkung von Stimmen bei Unterstufenlehrern. Phil. Diss. Halle (Mskr.).

Hartinger, M. (2006): Artikulationspräzision beim Poltern – aktuelle Erkenntnisse aus der Sprechmotorikforschung. In: Forum Logopädie 20, 12-19.

Hartinger, M. (2006): Untersuchungen der Sprechmotorik von Polterern mit Hilfe der elektromagnetischen mediosagittalen Artikulographie (EMMA). Phil. Diss. Halle (Mskr.).

Hartinger, M. / Hardcastle, W. / Gardiner, F. (2007): Effects of loudness and complex speech on spatial and temporal precision in Parkinson's disease. In: Proceedings of the VXI. International Congress of Phonetic Sciences ICPhS Saarbrücken, 2025-2028.

Könnicke, M. (2009): Wesen, Ursachen und Behandlungsmöglichkeiten der gestörten Stimme aus der Sicht medizinischer Quellen der Antike und des Mittelalters. Dipl.arbeit Halle (Mskr.).

Krech, H. (1954): Zur kombiniert-psychologischen Behandlung psychogener Stimmstörungen. In: Folia phoniatrica et logopedica 6, 120-125.

Krech, H. (1959): Die kombiniert-psychologische Übungstherapie. In: Wiss. Z. Univ. Halle, GSR 8, 397-430.

Krech, H. (1960): Zur postoperativen Beeinflussung der Rhinolalia aperta organica durch eine kombiniert-psychologische Übungstherapie. In: International Association of Logopedics and Phoniatrics. Proceed. of the XIth International Speech and Voice Conference London 1959. Basel, New York, 78-82.

Kurtenbach, S. (2007): „Spielst du mit mir sprechen?" - Ein Elterntraining zur Förderung der kindlichen Sprachentwicklung. In: Bose, I. (Hg.): Sprechwissenschaft. 100 Jahre Fachgeschichte an der Universität Halle. Peter Lang Verlag, Frankfurt a. M. (Hallesche Schriften zur Sprechwissenschaft und Phonetik 23), 347-354.

Kurtenbach, S. (2008): Sensorische Integration in der sprachtherapeutischen Praxis. Phil. Diss. Halle (Mskr.).

Lemke, S. (1988): Sprechwissenschaftliche Untersuchungen zum Problem von Norm und Störung der S-Laute. Phil. Diss. Halle (Mskr.).

Lemke, S. / Thiel, S. / Zimmermann, S. (2004): Zur Notwendigkeit der Überprüfung der stimmlich-sprecherischen Eignung für den Lehrerberuf. In: Gutenberg, N. (Hg.): Sprechwissenschaft und Schule. (Sprache und Sprechen 42), 164-171.

Miethe, B. / Thiel, S. / Zimmermann, S. (1998): Positionen zur Praxis der Klinischen Sprechwissenschaft. In: Sprache, Stimme, Gehör 22, 180-183.

Nawka, T. / Evans, R. (2006): RBH-Training und Diagnostik. Auditiv-perzeptive Bewertung der Heiserkeit von Sprechstimmen lernen, üben und diagnostizieren. Multimedial-interaktive CD-ROM. WEVOS Verlag, Berlin.

Nedlin, K. (2001): Neue Untersuchungen zur Beurteilung der stimmlichen Belastbarkeit. Entwicklung eines Stimmbelastungstests. Phil. Diss. Halle (Mskr.).

Nedlin, K. / Seidner, W. (2003): „War ja höllisch, hätte notfalls aber noch lauter gekonnt" – Wie sinnvoll sind klinische Stimmbelastungstest? In: Anders, L. C. / Hirschfeld, U. (Hg.): Sprechsprachliche Kommunikation. Probleme, Konflikte, Störungen. Peter Lang Verlag, Frankfurt a. M. (Hallesche Schriften zur Sprechwissenschaft und Phonetik 12), 231-239.

Pfau, E.-M. (1981): Untersuchung zur Regulierung und Steuerung der Stimmfunktionstherapie. Habil.schrift Halle (Mskr.).

Pfau, E.-M. / Streubel, H.-G. (Hg.) (1982): Die Behandlung der gestörten Sprechstimme - Stimmfunktionstherapie. VEB Georg Thieme Verlag, Leipzig.

Schmidt, V. (1985): Zum Verhältnis von Selbst- und Fremdbeurteilungen pathologischer Stimmen. Phil. Diss. Halle (Mskr.).

Schulze, H. J. (1981): Der Einfluß des Stimmklangs der Kindergärtnerin auf die Stimmentwicklung und die Aufmerksamkeit der Kinder. Phil. Diss. Halle (Mskr.).

Sickert, A. (2010): Der Einsatz der Constraint-Induced Aphasia Therapy bei der Behandlung von Patienten mit subakuten Aphasien. Phil. Diss. Halle (Mskr.).

Simon, B. (1962): Über die Anforderungen an die Sprechstimme des Lehrers und die hygienischen Maßnahmen zu ihrer Verbesserung. Phil. Diss. Berlin (Mskr.).

Singer, K. (2008): Schulkindern vorlesen? Ja! Zur Bedeutung des Vorlesens für das Lesen- und Schreibenlernen. In: Grundschule 5, 18-21.

Suttner, J. (1971): Postoperative Sprecherziehung bei Gaumenspaltträgern und ihre Ergebnisse. Phil. Diss. Halle (Mskr.).

Suttner, J. (1981): Standpunkte zur Stimm- und Sprachheilkunde. In: Krech, E.-M. et al. (Hg.): Hallesche Standpunkte zur gesprochenen Sprache. Wiss. Beitr. der Martin-Luther-Univ. Halle-Wittenberg 40 (F 31), 154-196.

Suttner, J. (1982): Sprechwissenschaftliche Untersuchungen zur Bewertung von Stimme und Artikulation. Diss. B Halle (Mskr.).

Suttner, J. (1989): Norm und Störung bei der Realisation der s-Laute. In: Krech, E.-M. / Stock, E. (Hg.): Entwicklungstendenzen der Sprechwissenschaft in den letzten 25 Jahren. Zum Gedenken an Hans Krech. Wiss. Beitr. der Martin-Luther-Univ. Halle-Wittenberg 3 (F 85), 182-197.

Thiel, S. (1987): Sprechwissenschaftliche Untersuchungen zur Wirkung von Lautheit und Tonhöhe auf Hörergruppen von Erwachsenen. Phil. Diss. Halle (Mskr.).

Voigt-Zimmermann, S. (2007): Zur Position der Klinischen Sprechwissenschaft im Rahmen der akademischen Sprachtherapie. In: Bose, I. (Hg.): Sprechwissenschaft. 100 Jahre Fachgeschichte an der Universität Halle. Peter Lang Verlag, Frankfurt a. M. (Hallesche Schriften zur Sprechwissenschaft und Phonetik 22), 303-312.

Wuttke, M. (1988): Untersuchungen zum Einfluß der Sprechstimmfunktion der Kindergärtnerin auf Stimmgebrauch und Aufmerksamkeit der Kinder. Phil. Diss. Halle (Mskr.).

Zimmermann, S. / Anders, L. C. (2002): Klinische Sprechwissenschaft - Berufsverband (DBKS e.V.) und Geschichte. In: Die Sprachheilarbeit 47, 284-286.

Zimmermann, S. / Miethe, B. / Thiel, S. (2001): Die Klinische Sprechwissenschaft im Ensemble des sprechwissenschaftlichen Spektrums. In: Lemke, S. (Hg.): Sprechwissenschaftler/in und Sprecherzieher/in. Eignung und Qualifikation. (Sprache und Sprechen 39), 90-95.

Prof. Dr. phil. habil. Lutz Christian Anders
Seminar für Sprechwissenschaft und Phonetik
Martin-Luther-Universität Halle-Wittenberg
Advokatenweg 37
D - 06114 Halle
lutz-christian.anders@sprechwiss.uni-halle.de

Klinische Sprechwissenschaft und Phoniatrie – Ein Bündnis fürs Leben?

Tadeus Nawka, Berlin

1 Einleitung

Die Idee einer Verbindung zwischen einem medizinischen Fach, der Phoniatrie und Pädaudiologie, und einer wissenschaftlichen Disziplin, die die Sprechbildung, die rhetorische Kommunikation, die Sprech- und Sprachtherapie sowie die Sprechkunst zum Gegenstand hat, scheint zunächst weit hergeholt zu sein. Doch die Kommunikation, einerseits aus somatischer, andererseits aus psychologisch-künstlerischer Sicht, ist das Bindeglied. Die Formen der Kommunikation sind so vielfältig, dass sie sich konkret nur in Teilaspekten untersuchen lassen.

Das Bündnis aus Klinischer Sprechwissenschaft und Phoniatrie beruht auf der Tatsache, dass sich beide Disziplinen Patienten zuwenden, die in irgendeiner Form in ihrer Kommunikation mit der Umgebung beeinträchtigt sind.

Die Mediziner sind vorwiegend diagnostisch und operativ tätig. Die Sprechwissenschaftler als Klinische Sprechwissenschaftler üben die konservative Therapie aus. Dazu war bisher der Abschluss als Diplom-Sprechwissenschaftler an der Martin-Luther-Universität Halle-Wittenberg mit dem Studienschwerpunkt Stimm- und Sprachheilkunde im Hauptstudium und Nebenfächern mit Bezug zum Studienschwerpunkt, sowie eine klinisch-sprechwissenschaftliche therapeutische Tätigkeit nachzuweisen.

Damit ist eine Aufgabenteilung vorgegeben, die weiter untersetzt werden kann. Nach dem Bachelor-Master-Konzept kann nun im Master-Studiengang die Spezialisierungsrichtung „Störungen" gewählt werden, in der die grundlegenden klinischen Kenntnisse vermittelt werden. Dazu gehören die normale Anatomie und Physiologie des oberen Aerodigestivtraktes, die Kenntnis der normalen Sprachentwicklung, ihre möglichen Störungen, ihre Wiederherstellungsmöglichkeiten und degenerativen Prozesse.

Die klinische Arbeit der Sprechwissenschaftler sollte nicht nur den praktischen Aspekt beinhalten. Sie muss auch wissenschaftlich begleitet werden. Die akademische Grundlage für eine klinisch-sprechwissenschaftliche Tätigkeit ist das Studium. Die Weiterbildung zum Klinischen Sprechwissenschaftler erfordert neben der therapeutischen Arbeit mit den Patienten zusätzliche Qualifikationen. Dazu zählen insbesondere strukturierte Therapieprogramme und wissenschaftliche, insbesondere statistische Methoden, mit denen die Therapieergebnisse bewertet werden können.

Ein Sprechwissenschaftler muss die Änderung von Sprache, Atmung und Schlucken im Verlauf des Lebens und die Krankheitsverläufe in Bezug auf strukturelle und neurologische Schädigungen kennen, um die normale von der gestörten Funktion unterscheiden zu können. Neben den geisteswissenschaftlichen Fächern sind auch die Naturwissenschaften und insbesondere Psychologie und Statistik als Grundlage für die spätere selbständige wissenschaftliche Arbeit erforderlich. Nicht jeder Klinische Sprechwissenschaftler wird auch wissenschaftlich-theoretisch arbeiten, aber die Grundlagen für eine Promotion sollten nach dem Studium durch die Weiterbildung zum Klinischen Sprechwissenschaftler ausgebaut werden.

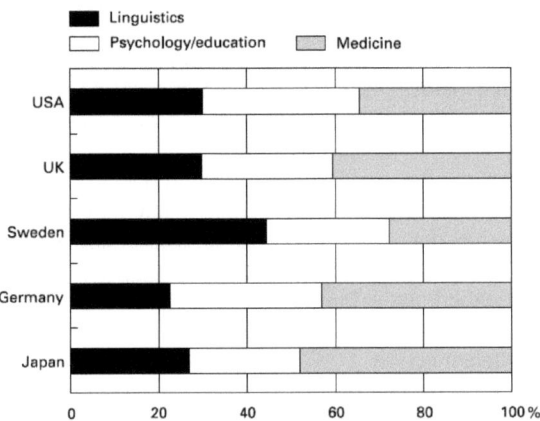

Abb. 1: Anteile der Ausbildungsinhalte Linguistik, Psychologie / Erziehung und Medizin für „Sprachtherapeuten" im internationalen Vergleich (Iitaka 2006)

Im internationalen Rahmen sind die Klinischen Sprechwissenschaftler mit den Speech-Language Pathologists (SLP) vergleichbar (Abb. 1). Dementsprechend sollte sich auch die Ausbildung an internationalen Standards orientieren. Dabei ist auch zu bedenken, dass in vielen Ländern die Sprachtherapeuten mit akademischem Abschluss eine Ablösung von den Medizinern und eine professionelle Autonomie anstreben (Iitaka 2006). Das gilt für Deutschland bisher nicht.

2 Berührungen zwischen Sprechwissenschaft und Phoniatrie

Phoniatrie und Sprechwissenschaft treffen sich an bestimmten Berührungspunkten, definiert durch die Arbeitsgebiete. Die vier Grundrichtungen Stimme, Sprechen, Sprache und Schlucken haben die Sprechwissenschaft und das Gebiet der Phoniatrie und Pädaudiologie, hier auf den Begriff Phoniatrie verkürzt, gemeinsam. Die Blickwinkel, Perspektiven, sowohl auf die Patienten als auch auf die Arbeitsgebiete sind unterschiedlich.

Die Phoniatrie stellt von ärztlicher Seite die analytische, reduktionistische Sicht. Nicht zuletzt resultiert das daraus, dass der Aerodigestivtrakt mit Lunge, Larynx, Ansatzraum – supraglottischer Raum, Pharynx, Zunge, Gaumensegel, Mundhöhle, Lippen – und die Untersuchungsmethoden der Laryngoskopie und der Stroboskopie die Aufmerksamkeit des Phoniaters auf strukturelle Merkmale der physiologischen Funktionen der Atmung, Stimmgebung, Artikulation und des Schluckens lenken (Tab. 1).

Tab. 1: Unterschiedliche Betrachtungsweisen von Phoniatrie und Klinischer Sprechwissenschaft bei Stimmfunktionsstörungen, Sprechen, Sprache und Schlucken

Stimme	
Phoniatrie	**Klinische Sprechwissenschaft**
Wechselwirkungen zwischen Stimmfunktion und Erkrankung des Patienten	Eigene Stimmwahrnehmung durch den Patienten, Wirkung der Stimme auf den Hörer
Strukturveränderungen des stimmbildenden Apparates	Veränderungen im Stimmklang
Stimmerzeugung im Kehlkopf	Rahmenbedingungen bei der Stimmgebung

Sprechen und Sprache	
Phoniatrie	**Klinische Sprechwissenschaft**
Ausschluss von der Kommunikation durch Sprachstörungen	Erschließen und Interpretation des situationsbedingten Verhaltens
Strukturveränderungen der Sprachzentren	Geistige und körperliche Einschränkungen bei intensivmedizinischen Patienten
Motorische und sensible Fehlfunktionen	Inadäquater Einsatz der Sprache und der Sprechwerkzeuge

Schlucken	
Phoniatrie	**Klinische Sprechwissenschaft**
Aufrechterhaltung des Stoffwechsels, des Wasser- und Elektrolythaushaltes	Unfähigkeit zu essen, Nahrung zu genießen, den gesellschaftlichen Aspekt zu nutzen
Mangelnde Koordination der Schluckbewegungen	Unkontrollierter Umgang mit Nahrung
Strukturveränderungen des Atem- und Speiseweges	Unzureichende Nahrungsaufnahme und -transport

Die Klinischen Sprechwissenschaftler betrachten das Kommunikationsverhalten von Patienten oder, allgemeiner, von Kommunikationspartnern in der Regel umfassend. Die Details dieses Verhaltens werden erst bei eingehender Beschäftigung mit der entsprechenden Störung zum Gegenstand der Arbeit. Die Verhaltensdetails stellen die Feinstruktur der Funktionsabläufe dar. Die Kenntnis dieser Details wird aus genauer Beobachtung, Analyse und Erfahrung deduktiv gewonnen. Die intensive Arbeit am Patienten über längere Zeit gibt dem Therapeuten dazu viele Gelegenheiten.

Auf diese Weise beurteilt der Sprechwissenschaftler die krankheitsbedingten Störungen im Aerodigestivtrakt ressourcenorientiert unter dem Aspekt der Kommunikation und der Gesamtrealisierung der komplexen Abläufe. Der Arzt nimmt vorrangig den defizitorientierten Standpunkt ein, um die Indikation zu medizinischen (Rehabilitations-)Maßnahmen zu stellen.

3 Stimmdiagnostik als gemeinsames Arbeitsfeld

Das Gebiet, auf dem ich am engsten mit Sprechwissenschaftlern zusammenarbeitete, ist die Stimme. In diesem Beitrag soll deshalb die Stimmdiagnostik exemplarisch für die Kooperation zwischen den Gebieten stehen. Die Basis einer mehrdimensionalen Beschreibung sind die 5 Säulen der Stimmdiagnostik (Tab. 2).

Tab. 2: Fünf Dimensionen der Stimmdiagnostik

1. Auditiv-perzeptive Stimmbeurteilung
2. Laryngoskopie und Stroboskopie
3. Stimmumfangsmessung
4. Akustisch-aerodynamische Analyse
5. Selbsteinschätzung der Stimme

Die menschliche Stimme ist ein komplexes Phänomen. Je nach Bedarf werden Patienten oder Gesunde auf Mängel in der Stimmerzeugung reagieren und bei gleichem Stimmergebnis möglicherweise zu ganz unterschiedlichen Bewertungen ihrer Stimmstörung kommen. Die Bewertung des Untersuchers reicht von streng bis lax. Die videostroboskopische Bildgebung reicht von einem harmonischen Ablauf bis zur regellosen Aneinanderreihung von Momentaufnahmen. Die apparativen und objektiven Messungen reichen von hochgradig pathologisch bis supernormal. Die Darstellung des Betroffenen reicht von der Dissimulation bis zur Aggravation.

3.1 Auditiv-perzeptive Hörbeurteilung, Heiserkeitsbewertung

Das genaue Hören auf die Stimme und die Erfassung der Stimmqualität nach einem möglichst einfachen System ist inzwischen, so hoffe ich, Allgemeingut geworden. Dafür wurde das RBH-System vorgeschlagen und durch mehrere Untersuchungen gestützt (Nawka / Anders 1996; Ptok / Schwemmle et al. 2006). Aus meiner Sicht aber sind die beiden Begriffe Rauigkeit und Behauchtheit sowie der übergeordnete Begriff Heiserkeit diejenigen, die sich pathophysiologisch erklären lassen und damit am ehesten einer technischen Analyse zugänglich sind.

Wenn Stimmen auditiv beurteilt werden, können die beurteilten Heiserkeitsdimensionen entweder durch eine Ordinalskala (ORD) oder eine visuelle Analogskala (VAS) quantifiziert werden (Evans / Nawka 2005). Beim RBH-Schema handelt es sich um eine Heiserkeitsbeurteilung nach Rauigkeit (R), Behauchtheit (B) und Heiserkeit (H) auf einer vierstufigen Ordinalskala von 0 bis 3. Die Beurteilung des Stimmmaterials nach dem CAPE-V-Protokoll (Kempster et al. 2009) erfasst sechs Merkmale für den Stimmklang auf einer VAS: Overall Severity (O), Roughness (R), Breathiness (B), Strain (S), Pitch (P) und Loudness (L).

Mit Cronbachs Alpha wird die Zuverlässigkeit der Methode abgesichert. Mit Pearsons r wird die Korrelation zwischen den verwendeten Skalen ausgedrückt und der Intraklassenkoeffizient dient zur Berechnung des Übereinstimmungsgrades der Untersucher. Die Zuverlässigkeit des Mittelwertes wird durch ICC(2,5) und die Zuverlässigkeit des Einzelbeurteilers durch ICC(2,1) wiedergegeben. Die intraindividuelle Verlässlichkeit eines Beurteilers kann durch den ICC(1,1) quantifiziert werden.

Die Reliabilität beider Skalen in Bezug auf die Dimensionen H und O zeigt Cronbachs Alpha, der für die Ordinalskala 0,922 und für die VAS 0,941 beträgt. Die Zuverlässigkeit der Gruppe, ausgedrückt durch ICC(2,5), liegt bei 0,907 (ORD) bzw. 0,937 (VAS); die der Einzelbeurteiler ist entsprechend 0,66 und 0,749. Die intraindividuelle Reliabilität für wiederholte Beurteilungen geprüft durch den ICC(1,1) ist in Tabelle 3 aufgeführt.

Tab. 3: Intraindividuelle Reliabilität beschrieben durch den ICC(1,1)

Beurteiler	VAS	ORD
1	0,881	0,868
2	0,864	0,788
3	0,881	0,759
4	0,804	1,000
5	0,876	0,752

Die Korrelation (Pearsons r) zwischen Ordinal- und Analogskala für H und O beträgt 0,923. Das weist auf einen linearen Zusammenhang hin. Durch den Regressionskoeffizienten B (0,032) lässt sich als Faustregel aufstellen, dass eine Division des Wertes der VAS (Angabe in cm) durch 3 den entsprechenden Heiserkeitsgrad der Ordinalskala angibt (Abb. 2).

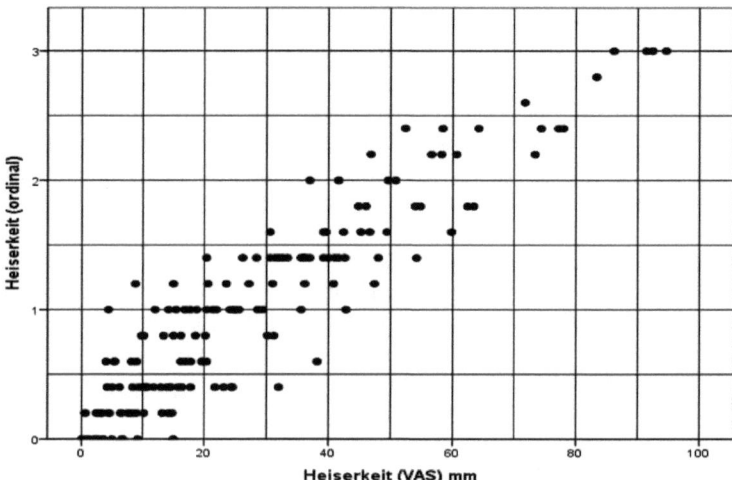

Abb. 2: Beurteilung der Heiserkeit nach einer visuellen Analogskala (VAS) und nach einer Ordinalskala. Darstellung der Beziehung. Erläuterungen im Text.

Eine andere Möglichkeit, die Werte von einer VAS in kategoriale Größen zu transponieren, besteht in der Festlegung von Grenzen aufgrund der Mittelwerte. In dem vorliegenden Fall lassen sich empirische Klassengrenzen unterstützt durch eine ANOVA nach Tabelle 4 festlegen.

Tab. 4: Transformation von Distanzen auf einer visuellen Analogskala (VAS) in ordinalskalierte Kategorien (ORD) nach Bestimmung der Gruppenmittelwerte und Halbierung des Mittelwertabstandes

ORD	VAS (mm)	MW (SD)
0	0-17	9,4 (7,06)
1	18-39	25,0 (11,73)
2	40-70	53,7 (12,29)
3	71-100	86,6 (8,37)

Visuelle Analogskalen und Ordinalskalen eignen sich, um gestörte Stimmen auditiv zu beurteilen. Die Koeffizienten für die Verlässlichkeit sind bei der visuellen Analogskala etwas größer als bei der Ordinalskala. Deshalb könnte sie in Studien bevorzugt verwendet werden. Dass die auditive Bewertung der Heiserkeit durch eine differenziertere VAS grundsätzlich besser ist, wird in dieser Studie (Evans / Nawka 2005) nicht bestätigt. Wie sich bei unseren Untersuchungen zeigte, erfordert die Bewertung anhand des CAPE-V-Schemas auf einer VAS etwa doppelt so viel Zeit. Das ist einerseits auf die höhere Anzahl der zu bewertenden Merkmale, andererseits auf fehlende Routine zurückzuführen. Im klinischen Alltag empfiehlt sich die Ordinalskalierung nach dem RBH-System. Dieselbe Empfehlung geben Wuyts et al. (Wuyts / De Bodt et al. 1999) für GRBAS.

Die Korrelation von ordinaler und visueller Analogskala ist sehr hoch. Sie können ineinander transformiert werden. Dennoch akzeptiere ich, dass ein Sprechwissenschaftler sich nicht mit den simplen Begriffen Behauchtheit und Rauigkeit zufrieden gibt. Er kann sich dann eines erweiterten Systems bedienen, muss aber dafür auch mehr Zeit investieren.

3.2 Laryngoskopie und Stroboskopie

Der Phoniater oder HNO-Arzt führt die klinische Untersuchung durch und stellt den Zustand der an der Stimm- und Sprachbildung beteiligten Organe fest. Ein zentraler Befund ist der Befund des Kehlkopfes und der Stimmlippenschwingungen. Durch die Laryngoskopie und die Stroboskopie werden diese Befunde erhoben. Sie müssen dem Therapeuten so mitgeteilt werden, dass aus der Befundmitteilung hervorgeht, wie er mit dem Patienten arbeiten und was er durch die Therapie erreichen kann.

Sind die Stimmlippen z. B. durch Überanstrengung in der Mitte geschwollen und zeigen so genannte Stimmlippenknötchen, wird die Therapie anders verlaufen als bei einem Defekt, der durch eine Tumoroperation gesetzt wurde, wo von der Stimmlippe nur ein narbiger Rest übrig ist.

Die Videostroboskopie ist das entscheidende bildgebende Verfahren der Glottis für die Stimmdiagnostik. Sie ermöglicht die Beobachtung der verschiedenen Schwingungsphasen der Stimmlippen während der Phonation. Obwohl die Schwingungen der Glottis die Quelle für die Entstehung der Stimme sind, ist es bisher nur ansatzweise gelungen, eine Beziehung zwischen dem Stimmgenerator Glottis und dem resultierenden Stimmklang zu finden. In einer Untersuchung wurde herausgefunden, dass Stroboskopiebefunde nicht zuverlässiger als auditiv-perzeptive Beurteilungen sind (Nawka / Hanschmann 2006).

In der Praxis wird als bewiesen angesehen, dass Schlussphase, Amplitude und Randkantenverschiebung, Glätte des Epithels als positive Zeichen, dagegen Randunregelmäßigkeiten, nicht vibrierende Anteile und supraglottische Aktivität als ungünstige Zeichen bei der Stroboskopiebewertung gelten. Streng betrachtet ist das aber noch eine Hypothese.

Die Bewertung von Stroboskopiebefunden ist reliabel, wenn sie von einer Gruppe von mindestens drei unabhängigen Bewertern vorgenommen wird. Der Stimmtherapeut erhält aus dem Laryngo-Stroboskopiebefund Hinweise auf Ansatzpunkte in der Therapie und erfährt gleichzeitig, welche Limitierungen durch den Organbefund gesetzt sein können.

3.3 Stimmumfangsmessung

Die Darstellung des Stimmumfanges wird grafisch durch die Aufzeichnung des Stimmumfangprofils gelöst. Für diese Kurven muss der Proband verschieden hohe und verschieden laute Töne produzieren. Es wird angenommen, dass er auch zwischen den aufgezeichneten Tönen liegende Tonhöhen und Schallpegel erreicht. Die Darstellung des Stimmumfangsprofils vermittelt einen visuellen Eindruck, der nur schwer quantifizierbar ist. Deshalb wurde das Stimmumfangsmaß (SUM) entwickelt, mit dem das Stimmumfangsprofil quantitativ mit einer Zahl beschrieben werden kann (Möller / Nawka 2009; Möller / Nawka et al. 2010).

Aus den gemessenen Werten der Kurve der leisesten und der lautesten Töne wird ein Polygon gebildet, dessen Fläche und Umfang ins Verhältnis zu einem Kreis mit gleicher Fläche gesetzt werden. Damit kann nicht nur der Stimmumfang beurteilt werden, sondern ein Teil der Qualität der Stimme, die auch von der Ausgewogenheit der Tonproduktion abhängt. Je größer und je ausgeglichener das Stimmumfangsprofil ist, desto größer ist das Stimmumfangsmaß.

Die Untersuchungen des SUM von Patienten mit Stimmproblemen aus der phoniatrischen Sprechstunde ergaben, dass die Perzentilen des SUM bei 63,5 (25), 89,4 (50) und 106,8 (75) liegen (Tab. 5) und dass die Korrelationen zwischen SUM und maximaler Tonhaltedauer (0,49), Jitter (−0,34), DSI (0,67) und VHI-9i (−0,39) hochsignifikant sind (Nawka / Möller 2010).

Tab. 5:   Perzentilen der Stimmumfangsmaße, mit denen eine Klassifikation eingeleitet werden kann

Klassifikation	SUM
100-Perzentile	> 106
75-Perzentile	106
50-Perzentile	89
25-Perzentile	64

Wie groß der wahre Stimmumfang eines Menschen ist, kann mit der Messung des Stimmumfangsprofils nicht erfasst werden. Das SUM quantifiziert lediglich das erhobene Stimmumfangsprofil und gibt ihm mit einem Zahlenwert eine mathematisch handhabbare Form. Infolge der maschinellen Bearbeitung der Daten ist eine numerische Interpretation des Stimmumfangsprofils jetzt schneller möglich.

Die Frage nach der Validität des SUM kann erst durch weitere eingehende Untersuchungen beantwortet werden, in denen der Zusammenhang des SUM mit Stimmleistung, Stimmqualität und Stimmumfang nachgewiesen werden muss. Die bisher gefundenen Korrelationen des SUM mit der maximalen Tonhaltedauer, dem Jitter, dem DSI und der subjektiven Selbsteinschätzung zeigen an, dass es sich um ein differenzierendes Maß der Stimmleistung mit Intervallskalenniveau handelt.

3.4 Akustik und Aerodynamik

Eine Zusammenfassung von akustischen und aerodynamischen Daten liefert der Dysphonia Severity Index (DSI). Auf der Suche nach einem einfachen und aussagefähigen Verfahren wurden vier Daten extrahiert (Wuyts / De Bodt et al. 2000): $DSI = 0.13 \times MPT + 0.0053 \times F(0)\text{-High} - 0.26 \times I\text{-Low} - 1.18 \times Jitter (\%) + 12.4$. Die maximale Phonationsdauer ist ein globales Maß für die Umsetzung von Ausatmungsluft in Stimmschall. Der höchste Ton signalisiert, wie fein das Epithel ausgelenkt werden kann. Der geringste Schallpegel steht für ein leichtes Ansprechen des Schwingungssystems der Glottis. Der Jitter zeigt die Abweichung von der Periodizität eines gehaltenen Tones an. Diesen Parametern können also anatomische und pathophysiologische Korrelate zugeordnet werden.

Der DSI ist von Gonnermann eingehend untersucht worden (Gonnermann 2007). Problematisch ist in der Praxis die Ermittlung der Parameter, da sie stark vom Untersucher abhängig sind. Der Jitter kann sehr variabel sein, ist für die Sprechstimme bisher wenig untersucht worden und zeigte keine einheitlichen Ergebnisse (Vasilakis / Stylianou 2009; Zhang / Jiang 2008). Für den Rauigkeitseindruck der Sprechstimme scheint er aber immer noch eine Rolle zu spielen.

Trotz der genannten Nachteile ist der DSI zurzeit ein Maß für die objektive Stimmdiagnostik, das sich gut für Verlaufskontrollen eignet und Klassifizierungen der Dysphonie zulässt.

Tab. 6: Klassifikation des Schweregrades einer Dysphonie mithilfe des Dysphonie Schweregrad Indexes (DSI)

Schweregrad des DSI	
nicht vorhanden	$\geq 4{,}2$
geringgradig	$< 4{,}2$ bis $\geq 1{,}8$
mittelgradig	$< 1{,}8$ bis $\geq -1{,}2$
hochgradig	$< -1{,}2$

3.5 Selbsteinschätzung der Stimme

3.5.1 VHI

Die Therapieindikation für stimmgestörte Patienten wird auch vom Ergebnis bestimmt, das erwartet werden kann. Die Ergebnisbewertung wird im angelsächsischen Schrifttum als „outcome measurement" bezeichnet. Sie ist von Bedeutung für die Vergleichbarkeit unterschiedlicher Therapiemethoden, für die Einschätzung der Schwere einer Erkrankung, für die Entscheidung, ob es sich um ein medizinisch relevantes Geschehen handelt, oder auch für das Verständnis der individuellen Patientenprobleme.

Um die intrapsychische, kommunikative und soziale Bedeutung einer Stimmstörung zu erfassen, sollte sich der Patient auch selbst einschätzen. Diese Aufgabe kann dadurch systematisch gelöst werden, dass ihm Probleme, die mit dem Gebrauch der Stimme zusammenhängen, vorgestellt werden. Er nimmt dazu Stellung, indem er angibt, wie stark er von diesem Problem betroffen ist.

Nach diesem Prinzip ist der Voice Handicap Index – VHI – im US-amerikanischen Sprachraum entwickelt worden (Jacobson / Johnson et al. 1997).

Tab. 7: Wortlaut der Items des VHI.
F – funktionell, P – physisch, E – emotional

F1	Man hört mich wegen meiner Stimme schlecht.
P2	Beim Sprechen geht mir die Luft aus.
F3	Anderen fällt es schwer, mich in einem lauten Raum zu verstehen.
P4	Der Klang meiner Stimme ändert sich im Laufe des Tages.
F5	Meine Familie hört mich kaum, wenn ich zuhause nach ihnen rufe.
F6	Ich benutze das Telefon seltener, als ich eigentlich möchte.
E7	Wegen meiner Stimme bin ich angespannt, wenn ich mich mit anderen unterhalte.
F8	Vielen Leuten geht meine Stimme anscheinend auf die Nerven.
E9	Ich meide größere Gruppen wegen meiner Stimme.
P10	Ich werde gefragt, was mit meiner Stimme los sei.
F11	Wegen meiner Stimme spreche ich seltener mit Freunden, Nachbarn und Verwandten.
F12	Im direkten Gespräch werde ich gebeten zu wiederholen, was ich gesagt habe.
P13	Meine Stimme klingt unangenehm kratzig und rau.
P14	Ich habe das Gefühl, dass ich mich anstrengen muss, wenn ich meine Stimme benutze.
E15	Ich glaube, dass andere mein Stimmproblem nicht verstehen.
F16	Meine Stimmschwierigkeiten schränken mich in meinem Privatleben ein.
P17	Bevor ich spreche, weiß ich nicht, wie klar meine Stimme klingen wird.
P18	Ich versuche meine Stimme so zu verändern, dass sie anders klingt.
F19	Ich fühle mich bei Unterhaltungen wegen meiner Stimme ausgeschlossen.
P20	Ich muss mich beim Sprechen sehr anstrengen.
P21	Abends ist meine Stimme schlechter.
F22	Wegen meines Stimmproblems habe ich Einkommensverluste.
E23	Mein Stimmproblem bedrückt mich.
E24	Ich bin weniger kontaktfreudig wegen meines Stimmproblems.
E25	Ich empfinde mein Stimmproblem als Behinderung.
P26	Meine Stimme versagt mitten im Sprechen.
E27	Ich ärgere mich, wenn man mich bittet, etwas zu wiederholen.
E28	Es ist mir peinlich, wenn Leute mich bitten, etwas zu wiederholen.
E29	Wegen meiner Stimme fühle ich mich unfähig.
E30	Ich schäme mich wegen meines Stimmproblems.

Es gibt eine validierte deutsche Konsensfassung. Der VHI enthält 30 mögliche Probleme oder Aussagen zur Erfassung der stimmbedingten Einschränkung oder Behinderung nach Einschätzung durch den Patienten selbst. Diese Aussagen werden als Items bezeichnet.

Die Items zur Selbsteinschätzung wurden von den Autoren in 3 Bereiche oder Subskalen mit je 10 Items unterteilt: funktionelle, physische und emotionale Aspekte der Stimmstörung. Jedes der 30 Items wird vom Patienten auf einer Skala von 0–4 bewertet. Dabei sind Abstufungen zwischen „nie" (0), „fast nie" (1), „manchmal" (2), „fast immer" (3) und „immer" (4) möglich. Addiert man alle Item-Bewertungen, stellt die Summe den Index dar. Die stärkste Ausprägung einer Dysphonie kann bei einer Bewertung aller Items mit „immer" (4) die Gesamtpunktzahl (Score) von 120 erreichen.

Eine Differenz des Scores von 7 bedeutet eine signifikante Änderung. Der VHI kann auf alle Stimmprobleme angewandt werden. Mit dem VHI kann der Patient Auskunft über seine stimmbedingte Behinderung geben. Das bezieht sich auf Störungen verschiedener Art und auf die Veränderung einer Stimmstörung durch Therapie. Die Schwere einer Behinderung ausgedrückt durch den VHI ist auch im Vergleich zu Erkrankungen wie Angina pectoris oder chronische Sinusitis beträchtlich. Der VHI eignet sich zur Beurteilung eines Therapieverlaufes.

3.5.2 VHI-12

Aus dem VHI wurden durch Faktorenanalyse 4 Faktoren extrahiert: negative Stimmerfahrung (P17, P21, P14), Selbstunsicherheit (E24, F8, F19), mangelnde Tragfähigkeit der Stimme (F3, F5, F1), negative Emotionalität (E28, E27, E30). Die 3 am stärksten ladenden Items jedes dieser 4 Faktoren bilden den auf 12 Items reduzierten VHI-12 (Nawka / Wiesmann et al. 2003). Der höchste Wert ist 48 und bedeutet die stärkste mit dem VHI-12 erfassbare Stimmstörung. Hat ein Patient einen Unterschied von mehr als 2 Punkten im Summenscore, ist das als eine Veränderung in der Selbsteinschätzung seiner Stimmstörung anzusehen. Auch der VHI-12 wird in vier Grade der Beeinträchtigung klassifiziert (Tab. 8).

Der VHI-12 ist klinisch validiert, d.h. aussagekräftig, und wird vorzugsweise wegen der Zeitersparnis verwendet (Nawka / Gonnermann et al. 2003).

Tab. 8: Klassifikation des Voice Handicap Indexes für 30 und für 12 Items

Stimmstörung	VHI	VHI-12
Keine	0 – 14	0 – 7
Geringgradig	15 – 28	8 – 14
Mittelgradig	29 – 50	15 – 22
Hochgradig	51 – 120	23 – 48

3.5.3 Voice Handicap Index 9 (VHI-9i)

Eine weitere Verkürzung des VHI wurde vorgenommen nach einer Analyse von europäischen Übersetzungen des VHI (Nawka / Verdonck-de Leeuw et al. 2009). Dabei wurden 9 Items extrahiert. Es handelt sich um F1, F3, P4, F5, F16, P17, P21, E24 und E29. Es konnte nachgewiesen werden, dass der Informationsgehalt nicht absinkt trotz der Verkürzung des VHI. Für diesen Fragebogen steht die Validierung noch aus.

3.5.4 Voice-Related Quality of Life (V-RQOL)

Ein weiterer Bogen zur Selbsteinschätzung der Stimme im amerikanischen Schrifttum ist der ebenfalls validierte Voice-related quality of life (V-RQOL). Mithilfe von 10 Items wird auf einer fünfstufigen Bewertungsskala die stimmbezogene Lebensqualität errechnet (Hogikyan / Sethuraman 1999).

Der Unterschied zum Voice Handicap Index zeigt sich in der Darstellung des Ergebnisses: Eine gute Stimme ohne Beeinträchtigungen führt beim V-RQOL zu einem Wert von 100%. Inhaltlich und vom Wortlaut her sind die Items des V-RQOL denen des VHI ähnlich. Auch mit 10 Fragen lässt sich eine Besserung der Lebensqualität im Therapieverlauf dokumentieren.

4 Schlussfolgerung

Am Beispiel der Untersuchungen der Stimme wurde die Zusammenarbeit zwischen Phoniatrie und Sprechwissenschaft sichtbar. In der Klinik und Ambulanz ist eine solche Zusammenarbeit auch auf dem Gebiet der Sprachentwicklung, z. B. den spezifischen Sprachentwicklungsstörungen, der Sprachrehabilitation, z. b. bei Aphasien, und den Schluckstörungen notwendig. Diese Arbeit braucht klare Ziele und Kriterien, nach denen sie bewertet werden kann.

Was charakterisiert also das Bündnis zwischen Klinischer Sprechwissenschaft und Phoniatrie? Die beiden Berufsgruppen können sich gegenseitig beraten und die Balance zwischen konservativer und operativer Therapie halten. Sie können den akademischen Anspruch einer strukturierten Weiterbildung entwickeln und ausbauen. Die Orientierung dazu geben die Patienten, die unsere Aufmerksamkeit und unseren Einsatz brauchen.

Für eine effiziente medizinische Versorgung in der Klinik muss nachgewiesen werden können, dass einzelne therapeutische Aktivitäten zu dieser Effizienz beitragen. Die Stimm-, Sprach- und Schlucktherapie dient der Erlangung der Kommunikationsfähigkeit und der Re-Integration und hat damit einen Anteil an der Genesung und Rehabilitation der Patienten. Es ist Aufgabe der Sprechwissenschaftler, diesen Anteil darzustellen und zu belegen. Die Anforderungen an die Entwicklung von neuen Therapiemethoden und deren Evaluation sind hoch. Klinische Sprechwissenschaftler haben die Kompetenz dazu.

Literaturverzeichnis

Evans, R. / Nawka, T. (2005): Auditive Stimmbeurteilung nach einer visuellen Analogskala und einer Ordinalskala. http://www.egms.de/en/meetings/dgpp2005/05dgpp060.shtml (5.12.10), 100 Jahre Phoniatrie in Deutschland. 22. Jahrestagung der Deutschen Gesellschaft für Phoniatrie und Pädaudiologie, 24. Kongress der Union der Europäischen Phoniater, Berlin, 16.-18.09.2005. German Medical Science, Düsseldorf.

Gonnermann, U. (2007): Quantifizierbare Verfahren zur Bewertung von Dysphonien: Auditiv-perzeptive Heiserkeitsbeurteilung, apparative Stimmdiagnostik und Selbsteinschätzung der Stimme. Peter Lang Verlag, Frankfurt a. M. (Hallesche Schriften zur Sprechwissenschaft und Phonetik 23).

Hogikyan, N. D. / Sethuraman, G. (1999): Validation of an instrument to measure voice-related quality of life (V-RQOL). In: J Voice 13(4), 557-569.

Iitaka, K. (2006): Issues of Japanese speech therapy education considering the 1995 Guidelines of International Association of Logopedics and Phoniatrics (IALP). In: Folia Phoniatr Logop 58(1), 41-47.

Jacobson, B. H. / Johnson, A. / Grywalski, C. / Silbergleit, A. / Jacobson, G. / Benninger, M. S. / Newman, C. W. (1997): The Voice Handicap Index (VHI): Development and validation. In: American Journal of Speech-language Pathology 6, 66-70.

Kempster, G. B. / Gerratt, B. R. / Verdolini Abbott, K. / Barkmeier-Kraemer, J. / Hillman, R. E. (2009): Consensus auditory-perceptual evaluation of voice: development of a standardized clinical protocol. In: Am J Speech Lang Pathol 18(2), 124-132.

Möller, A. / Nawka, T. (2009): Stimmumfangsmaß (SUM) als neuer Parameter in der Stimmdiagnostik beim Vergleich von Stimmfeldaufnahmen zweier Registrierungsprogramme. http://www.egms.de/static/de/meetings/dgpp2009/09dgpp36.shtml (5.12.10), 26. Wissenschaftliche Jahrestagung der Deutschen Gesellschaft für Phoniatrie und Pädaudiologie (DGPP), Leipzig, 11.-13.09.2009. German Medical Science, Düsseldorf.

Möller, A. / Nawka, T. / Gonnermann, U. (2010): Stimmumfangsmaß (SUM) als Parameter der Therapieverlaufskontrolle. http://www.egms.de/static/de/meetings/dgpp2010/10 dgpp36.shtml (5.12.10), 27. Wissenschaftliche Jahrestagung der Deutschen Gesellschaft für Phoniatrie und Pädaudiologie (DGPP), Aachen. German Medical Science, Düsseldorf.

Nawka, T. / Anders, L. C. (1996): Die auditive Bewertung heiserer Stimmen nach dem RBH-System. Thieme Verlag, Stuttgart.

Nawka, T. / Gonnermann, U. / Wiesmann, U. (2003): Stimmstörungsindex. http://www.egms.de/en/meetings/dgpp2003/03dgpp034.shtml (5.12.10), 20. Wissenschaftliche Jahrestagung der DGPP, Rostock, 12.-14.09.2003, German Medical Science, Düsseldorf.

Nawka, T. / Hanschmann, H. (2006): Reliabilität von Stroboskopiebefunden. http://www.egms.de/en/meetings/dgpp2006/06dgpp59.shtml (5.12.10), 23. Wissenschaftliche Jahrestagung der Deutschen Gesellschaft für Phoniatrie und Pädaudiologie, Heidelberg, 15.-17.09.2006. German Medical Science, Düsseldorf.

Nawka, T. / Möller, A. (2010): Eignung des Stimmumfangsmaßes für klinische Untersuchungen. http://www.egms.de/static/en/meetings/dgpp2010/10dgpp35.shtml (5.12.10), 27. Wissenschaftliche Jahrestagung der Deutschen Gesellschaft für Phoniatrie und Pädaudiologie (DGPP), Aachen, 17.-19.09.2010. German Medical Science, Düsseldorf.

Nawka, T. / Verdonck-de Leeuw, I. M. / De Bodt, M. / Guimaraes, I. / Holmberg, E. B. / Rosen, C. A. / Schindler, A. / Woisard, V. / Whurr, R. / Konerding, U. (2009): Item reduction of the voice handicap index based on the original version and on European translations. In: Folia Phoniatr Logop 61(1), 37-48.

Nawka, T. / Wiesmann, U. / Gonnermann, U. (2003): Validierung des Voice Handicap Index (VHI) in der deutschen Fassung. In: HNO 51(11), 921-930.

Ptok, M. / Schwemmle, C. / Iven, C. / Jessen, M. / Nawka, T. (2006): Zur auditiven Bewertung der Stimmqualität. In: HNO 54(10), 793-802.

Vasilakis, M. / Stylianou, Y. (2009): Voice pathology detection based on short-term jitter estimations in running speech. In: Folia Phoniatr Logop 61(3), 153-170.

Wuyts, F. L. / De Bodt, M. S. / Molenberghs, G. / Remacle, M. / Heylen, L. / Millet, B. / Van Lierde, K. / Raes, J. / Van de Heyning, P. H. (2000): The dysphonia severity index: an objective measure of vocal quality based on a multiparameter approach. In: J Speech Lang Hear Res 43(3), 796-809.

Wuyts, F. L. / De Bodt, M. S. / Van de Heyning, P. H. (1999): Is the reliability of a visual analog scale higher than an ordinal scale? An experiment with the GRBAS scale for the perceptual evaluation of dysphonia. In: J Voice 13(4), 508-517.

Zhang, Y. / Jiang, J. J. (2008): Acoustic analyses of sustained and running voices from patients with laryngeal pathologies. In: J Voice 22(1), 1-9.

Prof. Dr. med. Tadeus Nawka
Klinik für Audiologie und Phoniatrie
Campus Charité Mitte
Charité – Universitätsmedizin Berlin
Charitéplatz 1
D-10117 Berlin

Klinische Sprechwissenschaft im fachlichen Kontext der Gegenwart

Baldur Neuber, Halle

Der klinische Bereich der Sprechwissenschaft hat im Ensemble der sprechwissenschaftlichen Teildisziplinen immense Bedeutung. Die Tatsache, dass inzwischen ein breites Spektrum an stimm- und sprachtherapeutischen Berufen den Markt definiert, fordert zu einer klaren Standort- und Perspektivbestimmung auf. Dies soll im Folgenden geschehen.

Einleitung

Für ein akademisches Fach wie die Klinische Sprechwissenschaft der halleschen Prägung sehe ich im Wesentlichen drei Dimensionen, die für Begründung, Erhalt und Ausbau maßgeblich sind:

1. fachliche Dimension,
2. politische Dimension,
3. motivationale Dimension.

1 Fachliche Dimension

Gegenwärtig gibt es ein beachtliches Spektrum an akademischen Disziplinen, die sich unter verschiedensten Blickwinkeln mit Sprache und / oder Sprechen befassen. Neben klassischen Fächern wie Philologie und Sprachpsychologie sind in den vergangenen Jahrzehnten immer neue hinzugekommen, wie z.B. Gesprächsanalyse oder auch Medien- und Kommunikationswissenschaft. Gerade die Letztere hat innerhalb weniger Jahre eine erhebliche Expansion erfahren. Vor 15 Jahren hatte dieses Fach noch weitestgehend marginale Bedeutung, heute gibt es entsprechende Studiengänge an 37 (!) Universitäten und Hochschulen allein in Deutschland (eigene Internetrecherche, Stand: Juni 2010). Auch die Sprechwissenschaft hat sich in dieser Zeit quantitativ entwickelt. Immerhin gibt es universitäre Studiengänge (bzw. Aufbaustudiengänge mit universitärer Anbindung) an 11 deutschen Standorten (Homepage der DGSS e.V., Stand: Juli 2010). Im unmittelbaren Vergleich wirkt diese durchaus sehr positive Bilanz allerdings eher bescheiden, zumal unser Fach ja auf eine inzwischen einhundertvierjährige Entwicklungszeit (vgl. Bose 2007) zurückblicken darf. Bei positiver Betrachtungsweise kann man in solch einem Fall auch von einer Exklusivität ausgehen, die „Massenbetrieben" in vielerlei Hinsicht vorzuziehen ist. Allerdings erhebt sich dann die Frage, worin sich diese Exklusivität – oder markttechnisch gesprochen, das „Alleinstellungsmerkmal" – begründet.

Dieses besondere Merkmal existiert und hat drei Bestandteile:

- transdisziplinärer bzw. ganzheitlicher Betrachtungsansatz,
- paradigmenübergreifende Forschungs- und Lehrmethodik,
- engste Verbindung von Forschung und Anwendung.

Für jeden dieser Bestandteile ist es wichtig, pathologische Komponenten des Sprechens und Hörverstehens und ggf. der sprechenden Menschen zu kennen.

Wenn wir davon ausgehen, dass die Besonderheit der Sprechwissenschaft darin liegt, dass sie von vornherein bereit ist, alle denkbaren Belange der gesprochenen Sprache und der sprechenden Menschen in ihre Betrachtungen einzubeziehen, so ist sowohl die Entität des Pathologischen als auch die Methodik seiner Untersuchung und Behandlung von immenser Bedeutung für das Gesamtfach. Jegliche Sprechkommunikation muss funktionale, rhetorische, künstlerisch-ästhetische oder eben pathologische Qualitäten in Rein- oder Mischform aufweisen, und das Wissen um jede dieser Komponenten ist relevant für Erkenntnisse über die jeweils anderen.

Das benannte Alleinstellungsmerkmal erbringt vor allem den Vorteil, dass sich die Forscherinnen und Forscher unseres Faches den unterschiedlichsten Aufgaben stellen können, die u.U. durchgängig über die Grenzen von Fachdisziplinen hinausreichen und sich zudem verschiedenartiger, nicht von vornherein paradigmatisch eingeschränkter Forschungsmethoden zu bedienen vermögen. Dies bedingt natürlich einen hohen Einarbeitungsaufwand zu Beginn des jeweiligen Vorhabens sowie einen hohen Grad an Vernetzung mit Experten anderer Fachgebiete. Mögliche Erträge sind neue Lösungen, die auf anderem Wege nicht gefunden werden konnten. Die Offenheit des disziplinübergreifenden Denkens und der methodischen Vielfalt ist für unsere Disziplin überlebenswichtig und zukunftsweisend (vgl. z.B. Stock 1998, 109-118 und 2006, 9-24).

Die Fundamentalität dieses Prinzips soll an einem Beispiel erörtert werden: Vor einigen Jahren wurde an den Lehrstuhl für Phonetik und Sprechwissenschaft der Friedrich-Schiller-Universität Jena die Bitte gestellt, die Wertigkeit eines diagnostischen Geräts, des „Nasometers" zu testen. Lt. Herstellerangaben der amerikanischen Fa. Kay Elemetrics sowie nach den Ergebnissen zahlreicher, z.T. groß angelegter internationaler Studien, soll das nicht invasiv arbeitende Gerät zuverlässige objektive Messungen der Nasalitätsanteile in der gesprochenen Sprache zulassen und somit u.a. eine sichere Bestimmung pathologischer vs. physiologischer Werte ermöglichen. Im Datenblatt des Nasometer II bezeichnet Kay Elemetrics das Gerät als „The Most Widely Used Clinical Tool for Assessment and Treatment of Nasality Problems" (Lüttke / Neuber 2010, 25).

Das Institut für Phoniatrie und Pädaudiologie der Friedrich-Schiller-Universität Jena hatte eines der Geräte im Bestand. Dieses war grundsätzlich voll funktionsfähig, zeigte jedoch erheblich streuende Werte an, so dass z.B. auch gesunde Versuchspersonen oftmals – zumindest scheinbar – pathologische Nasalität aufwiesen. Zur Lösung des Problems wurde zunächst eine interdisziplinäre Verbindung zwischen der Klinik und Poliklinik für Mund-Kiefer-Gesichtschirurgie / Plastische Chirurgie, dem Institut für Phoniatrie und Pädaudiologie und dem Lehrstuhl für Phonetik aufgebaut. Den Hauptanteil der Arbeit leistete eine Promovendin im Rahmen ihrer interdisziplinär angelegten Dissertation. Das Projekt selbst wurde bereits veröffentlicht (u.a. Müller et al. 2007 und Lüttke / Neuber 2010) und soll daher hier nicht näher erörtert werden.

Unveröffentlicht sind jedoch einige für unser Fach sehr interessante Hintergründe:

Warum funktionierte das Gerät zunächst scheinbar nicht zuverlässig? Hauptgrund hierfür war, dass das sprachliche Testmaterial (Wörter, Sätze, Text) einfach aus dem Englischen ins Deutsche übersetzt worden war. Es blieb also unbedacht, dass es bei derartigem Material nicht in erster Linie auf eine linguistische Übertragung der Inhalte, sondern vielmehr auf phonologisch-phonematischen Transfer angekommen wäre. Es hätte also die „phonetisch-phonologische" Normalität der Nasalitätsanteile im Englischen auf die Normalität im Deutschen „übersetzt" werden müssen. Nun hängen die physiologischen Nasalitätsanteile zum einen an den in der jeweiligen Sprache auftretenden Einzelphonemen und deren statistischer Häufigkeitsverteilung, zum anderen aber an den möglichen Phonemkombinationen und wiederum deren Verteilungen. Entscheidend ist also hier die Transgressivität auf den Ebenen Phonem, Wort, Satz / satzwertige Äußerung, Text.

Zur Lösung der Aufgabe sicherer als das aus dieser Erkenntnis resultierende „Rechenspiel" war eine empirisch gestützte Neuermittlung physiologischer und pathologischer Messwerte des Apparatesystems, speziell für das Deutsche. Hierzu wurde eine gemischte Eichstichprobe in statistisch relevanter Größenordnung genommen. Die eigentliche methodologische Schlussfolgerung lautet jedoch wie folgt: Das Problem ließ sich nur durch einen – von Anfang an interdisziplinär angelegten – Lösungsansatz klären, der in diesem Fall neben medizinischen Kompetenzen auch experimentalphonetisch-phonologische Kompetenzen zwingend erforderte.

Noch interessanter wird es allerdings, wenn man den diagnostisch-therapeutischen Nutzeffekt des Verfahrens hinterfragt: Vernünftig ist hier zunächst, dass die Messwertausgabe des Nasometers von vornherein als „Nasalanz" bezeichnet wurde. Dies signalisiert, dass ein Pendant zur gehörten Nasalität ausgewiesen wird, jedoch nicht diese selbst. Bereits die erste einfache Schlussfolgerung, dass solche Werte dann zwar eine wertvolle diagnostische Hilfe für den menschlichen Therapeuten sein können, jedoch niemals ein Ersatz, findet sich in der mannigfaltigen Fachliteratur zu diesem Thema äußerst selten. Vielmehr reduzieren sich nahezu alle – überwiegend sogar internationalen – Studien auf immer neue Quantitätsideen (Verteilungen zwischen Geschlechtern, in unterschiedlichen Sprachen, bei Dialektsprechern usw.). In den hunderten rezipierten Literaturstellen im Projekt Nasometrie und den Folgeprojekten (u.a. Benkenstein 2007, Baumgarten 2008) hatte bis dato niemand die Frage gestellt, ob und in wieweit numerische Werte, die letztendlich auf Mittelung der Messung kürzerer oder längerer Lautsequenzen beruhen, das Phänomen „Kommunikationsstörung aufgrund von pathologischer Nasalität" überhaupt adäquat abbilden. Tatsächlich ist dies jedoch eine zentrale Frage, denn z.B. kann ein mehrfacher kurzzeitiger Nasaler Durchschlag eines LKGS-Patienten dessen Kommunikativität ganz erheblich stören, obwohl er im Rahmen eines gesprochenen Textes den Nasalanzwert nur wenig beeinflusst. Auf der anderen Seite kann eine leichte, kontinuierlich vorhandene Hypernasalität als Stimmklangmerkmal in der Alltagskommunikation belanglos sein und zugleich eine deutliche Werteverschiebung herbeiführen. Für den Störungseindruck pathologischer Nasalität sind also offenbar nicht nur aus Wertedurchschnitten ermittelte Quantitäten entscheidend, sondern auch punktuell auftretende Ereignisse, die qualitativ bedeutsam sind.

Was aber spricht dagegen, ein Gerät zu entwickeln, dass ein Sprecherprofil der Nasalität im zeitlichen Verlauf der Lautsequenzen ermittelt und damit die textbezogene Beschreibung und Auswertung zulässt? Und noch viel wichtiger: Was spricht dagegen, subjektiv ermittelte Werte in derartige Messungen einzubeziehen, also z.B. einen Faktor, der akzeptable Nasalität in der „verkehrsfähigen

Umgangssprache" eines Rentners von der akzeptablen Nasalität eines Profisprechers in den elektronischen Medien zu trennen vermag?

Es ist hier wohl der Universalglaube beträchtlicher Teile der heutigen Gesellschaft an eine ultimative Wahrheit „objektiv gewonnener" Zahlenwerte, der ein anderes Glaubensbekenntnis – hoffentlich nur vorübergehend – verdrängt zu haben scheint, nämlich das, dass „der Mensch in einer breiten, vielfältigen und intimen Beziehung zum Leben steht" (Watzlawick et al. 1969, 240).

Genau an dieser Stelle liegt eine große Chance für die Sprechwissenschaft. Sie könnte mit ihren tradierten spezifischen Ansätzen interdisziplinäre Brücken schlagen und unterschiedliche Denkweisen in den Forschungsparadigmen miteinander verbinden.

An einem weiteren Beispiel soll verdeutlicht werden, dass dies auch für Prävention und therapeutische Anwendungen gilt. Seit drei Jahren hat das Seminar für Sprechwissenschaft und Phonetik einen Schwerpunkt auf die Erforschung der Gesprächsführung in der Telekommunikation gesetzt, der sich zugleich in einen Forschungsschwerpunkt der Philosophischen Fakultät II integrieren lässt. Es sind hier für uns die folgenden Kernthemen von Interesse:

- Welche phonetischen und rhetorischen Merkmale sind zur Qualitätserkennung von Gesprächen in der Telekommunikation entscheidend?
- Wie weit lässt sich die Merkmalserkennung an der „Schnittstelle Mensch-Maschine" automatisieren und bis zu welchem Grad können maschinelle Lösungen zur Verbesserung der Kommunikation in der professionellen Telefonie beitragen?
- Welche Ableitungen bieten die Erkenntnisse für die Konzeptualisierung von Mitarbeiterschulungen?

Im Sinne eines integrativen Forschungsansatzes wurde der klinische Aspekt des Untersuchungsgegenstands von vornherein einbezogen. Es erfolgte die Vergabe mehrerer Diplom- und Bachelorarbeiten mit entsprechenden Fragestellungen. Schnell stellte sich heraus, dass der Wissens- und Anwendungsstand der Prävention und Intervention im Bereich Stimm-, Sprech- und Sprachstörungen in dieser – ansonsten ja hochtechnisierten und damit durch und durch „modern" erscheinenden Branche – völlig am Anfang steht. Die Mehrzahl der Unternehmen hat über die Relevanz physiologischen Sprechens und Stimmgesundheit bisher nicht einmal nachgedacht. Es gibt sehr wenige Ausnahmen, wo so etwas wie ein minimaler Aufwand durch äußerst sparsamen Einsatz von Logopäden, Sprechererziehung in der Mitarbeiterschulung ansatzweise erkennbar wird. Diese Kollegen können wiederum nicht auf wissenschaftlich gestützte branchenspezifische

Konzepte zurückgreifen und bewegen sich somit ebenfalls unfreiwillig auf dem Niveau einer Meisterlehre, die der Situation in der Lehrerbildung vor 90 Jahren ähnelt, mit der sich Erich Drach konfrontiert sah. Tatsächlich liegt die Überlegung nah, die inzwischen zahlreichen sprechwissenschaftlichen Erkenntnisse dieses Gebiets (einschl. didaktischer bzw. therapeutischer Anwendungen) auf die Belange der Telekommunikation zu transformieren. Ganz sicher stimmen die sprecherischen Anforderungen an Lehrer und Callcenteragenten in den folgenden Punkten überein:

- Beide Berufsgruppen unterliegen immenser Stimmbelastung wie auch psychischer Belastung.
- Beide Berufsgruppen benutzen gesprochene Sprache als „Hauptwerkzeug".
- Der berufliche Erfolg hängt in beiden Berufsgruppen von Rhetorizität, Sprechweise und robuster Sprach- und Stimmgesundheit ab.

Allerdings ist dennoch eine Reihe ergänzender Untersuchungen erforderlich, denn die Arbeits- und damit die Sprechsituation von Angestellten in Helpdesks und Callcentern unterscheiden sich z.T. erheblich von denen der Lehrer. Kursorisch sollen die folgenden Besonderheiten genannt werden:

- Mitarbeiter von Telefondienstleistern sprechen z.T. acht Zeitstunden und mehr pro Tag mit minimalen Unterbrechungen. Dies liegt also deutlich über der Zeit von sechs Schulstunden pro Tag mit stark schwankenden Sprechanteilen des Lehrers in der Schule.
- In der professionellen Telefonie spielt die Kraftstimme und das Sprechen vor großen Gruppen keine nennenswerte Rolle.
- In Callcentern sind spezifische Wirkungen des Raumfaktors zu erwarten, z.B. weil zumeist ganztägig künstliche Klimatisierung zum Einsatz gebracht wird.
- Callcenteragentinnen und -agenten neigen systematisch zu berufsspezifischen Stilisierungen in der Sprechweise (freundliche bzw. inszeniert freundliche Stimmführung, zahlreiche Kontaktintoneme u.a.m.), die über den gesamten Arbeitstag hinweg durchgehalten werden (sollen).

In jedem Fall ist eine hohe Komplementarität zwischen Zielen und Möglichkeiten von Telekommunikationsindustrie und Sprechwissenschaft gegeben: Die Callcenterbranche litt in der Vergangenheit unter immenser Fluktuation und steht, unter dem gegenwärtigen Druck zu erheblicher Qualitätserhöhung ihrer Leistungen und Qualifikationsentwicklung ihrer Mitarbeiter zum Erhalt der Konkurrenzfähigkeit, vor dem Problem, Langzeitbindungen zu schaffen. Die zukunftsfähigen Teile der Branche brauchen also gut qualifizierte, motivierte und gesunde Menschen als Angestellte, die sich mit ihren Berufs- und damit Sprecherrollen identifizieren können.

Die Sprechwissenschaft bietet solide Ansätze für die Lösung dieses Problems, z.B. die systematische Prävention und Intervention bei Kommunikationsstörungen als Alternative zu einem wildwüchsigen und wenig effizienten Trainer- und Trainingsmarkt, dem zudem kein eigenes Forschungspotential zugrunde liegt.

Ein großer Pluspunkt liegt zudem darin, dass der genannte Industriezweig in der Lage ist, in die erforderlichen Bemühungen – mit guten eigenen Gewinnaussichten – zu investieren, ohne dass allein auf die stets klammen Kassen im öffentlich-rechtlichen Bildungssektor gesetzt werden muss. Es könnte also diesmal von vornherein ein Problem umgangen bzw. zumindest gemildert werden, dass sich in den vielen Jahrzenten zäher und hoch engagierter Anstrengungen der im Bereich der Lehrerbildung tätigen Fachkolleginnen und -kollegen als wohl schwerwiegendster Hemmschuh für eine flächendeckende sprechwissenschaftliche Betreuung im Bereich der Bundesrepublik Deutschland auf hohem Niveau erwiesen hat.

Zusammenfassend lässt sich feststellen, dass die Sprechwissenschaft im klinischen Bereich insgesamt fachlich sehr gute Perspektiven hat, insbesondere dann, wenn sie sich nicht als Konkurrenz zu den Massenfächern sieht, sondern ihre zu Beginn dieses Kapitels genannten Stärken nutzt, um geeignete Themenfelder an interdisziplinären Schnittstellen zu besetzen.

2 Politische Dimension

Die fachliche Entwicklung stand und steht immer in engster Beziehung zu ihren politischen Rahmenbedingungen. Unsere Fachpioniere haben die Klinische Sprechwissenschaft von vornherein in die akademische Forschung und Lehre integriert und dies ist ein Status, den es unbedingt zu erhalten und auszubauen gilt. Gegenwärtig geschieht das unter den Bedingungen des erst seit wenigen Jahren bestehenden modularen Studiensystems. Für die Sprechwissenschaft und ihre klinischen Bestandteile lässt sich die Situation wie folgt einschätzen: Das über viele Jahrzehnte bestehende und immer weiter entwickelte System der Diplomstudiengänge war sehr funktionsfähig und weitestgehend ausgereift. Es bestand also für uns keine fachpolitische Veranlassung, hier nach grundlegender Veränderung zu suchen. Die Ausbildungsresultate konnten sich immer sehen lassen. Die Absolventen fanden zum allergrößten Teil zügige Einstiege in die Berufswelt und galten als gut vorbereitet. Auch die Zahl derer, die wissenschaftlich weiterarbeiteten, d.h. Hochschullaufbahnen begannen bzw. als Externe promovierten, war in Relation zum Gesamtbestand der Absolventen immer weit überdurchschnittlich.

Ein Problem entwickelte sich lediglich aus der Tatsache, dass – u.a. wegen aufwändig gestalteter Diplomarbeiten – oftmals die Regelstudienzeiten überschritten wurden. Hier hätte man allerdings mit geringem Reformaufwand gegensteuern können, ohne das gesamte Studiensystem ändern zu müssen.

Der Übergang vom Diplomsystem in die Bachelor- und Masterstudiengänge wurde für uns – wie wohl auch in vielen anderen Fällen – durch die „große Politik" erzwungen. Allerdings haben wir von vornherein versucht, die neue Situation produktiv zu nutzen und funktionierende Studiengänge zu konzipieren, die die inhaltlichen Stärken des Vorgängersystems weitgehend bewahren sollen und zugleich neue und innovative Elemente integrieren werden. Zum Bestandserhalt gehörte z.B. die Übertragung unseres bestens bewährten „Vier-Säulen-Modells", d.h. in Kurzform: Phonetik, Störungen, Sprechkunst und Rhetorik als die vier tragenden Säulen der Ausbildung.

Nach wie vor scheint uns diese relativ breite und (im Sinne von vier gleichstarken Anteilen) gut ausgewogene Konstruktion ein Garant für langzeitliche Solidität, die man in die Zukunft tragen sollte. Hinter diesen wenigen Worten standen jahrelange konzeptionelle Diskussionen. Nicht zuletzt die Meinung unserer Studierenden und Absolventen hat uns darin bestärkt, dass die große Einsatzbreite in Praxis und Forschung auf hohem fachlichen Niveau das Studium der Sprechwissenschaft gegenüber ähnlich gelagerten, aber enger gefassten Disziplinen so attraktiv werden lässt.

Aus meiner persönlichen Sicht sollte man als Studierender ein Hochschulstudium auch unter den neuen Bedingungen nicht als geschlossenes Gesamtpaket betrachten, sondern sich bei Bedarf selbst um die Vertiefung der eigenen Kenntnisse und Erfahrungen bemühen, zumal die Möglichkeiten durch den hohen persönlichen Vernetzungsgrad und das Engagement und Entgegenkommen der meisten „gestandenen" Fachkolleginnen und -kollegen in etablierten Positionen Tor und Tür für die persönliche fachliche Spezialisierung und Fortbildung weit öffnen.

Inzwischen laufen unsere BA- und MA- Studiengänge seit mehreren Jahren auf vollen Touren und es lässt sich eine erste Zwischenbilanz ziehen: Insgesamt werden die neuen Studienprogramme sowohl von den Studierenden als auch von den Dozenten als voll funktionsfähig eingeschätzt.

Besonders erfreulich ist, dass die häufig in der Öffentlichkeit auf das Gesamtsystem bezogenen Kritiken der Anonymisierung und des Verkommens der Universitäten zu seelenlosen Bildungsfabriken durch unsere Studierenden nicht geteilt werden. Es ist uns allen offenbar gelungen, den Geist unseres Faches, der seit jeher vom verbindlichen und wertschätzenden sozialen und persönlichen Umgang miteinander bei gleichzeitig hohem fachlichen Engagement geprägt war, in das neue Studiensystem zu übertragen.

Das aktuelle Studiensystem weist in seinem heutigen Zustand v.a. die folgenden Vorteile auf:

- klare Strukturen, die z. B. für die Nachweise zum Erwerb späterer Kassenzulassungen von Vorteil sind,
- relativ kurze Studienzeiten,
- Möglichkeiten zu Spezialisierungen durch den konsekutiven Aufbau.

Insbesondere der letzte Gesichtspunkt erweist sich für die Klinische Sprechwissenschaft von hohem Nutzen: In der BA-Phase sind klinische Aspekte von vornherein mit einer Gewichtung von ca. 25 % vertreten, wobei „Frühentschiedene" jederzeit Ressourcen für eine optionale Aufstockung (zusätzliche Praktika, fakultative Lehrangebote, Wahl eines einschlägigen Arbeitsthemas für die BA-Abschlussarbeit) vorfinden. Mit dem Übergang in den konsekutiven Masterstudiengang wird zusätzlich eine Weichenstellung geschaffen, in der der BA-Absolvent zwischen den Spezialisierungsrichtungen „Phonetik-Rhetorik-Sprechkunst" und „Sprach-, Sprech- und Stimmstörungen" wählen kann.

In jedem Fall ist das erste Semester im Master-Studiengang eine Orientierungsphase, in der die Spezialisierungsentscheidung noch offen gehalten werden kann. Mit Beginn des zweiten Semesters erfolgt die eigentliche Spezialisierung in den Lehrveranstaltungen.

Dem Credo unseres Fachs entsprechend, bleiben bis zum Abschluss Fachelemente aller vier „Säulen" in der Ausbildung bestehen, denn auch ein Klinischer Sprechwissenschaftler benötigt z.B. solide Kenntnisse in der Phonetik und ein Sprecherzieher in der Schauspielausbildung muss in der Lage sein, Abweichungen und Störungen professionell zuordnen zu können.

Dennoch wird eine erhebliche Vertiefung innerhalb des gewählten Spezialisierungsbereichs geboten, so dass z.B. Studierende der Spezialisierung „Sprach-, Sprech- und Stimmstörungen" den folgenden Kanon absolvieren:

Tab. 1: Anlage (gemäß § 7): Studiengangübersicht Sprechwissenschaft Master (120 LP) – Auszug für die Spezialisierung „Sprach-, Sprech- und Stimmstörungen" (Studien- und Prüfungsordnung 2009, 31-44)

Modulinhalte	Empfehlung Studiensemester
- Psycholinguistische Forschungsmethoden - Spracherwerbstheorien - Sprachproduktion und –rezeption	1. Semester
- Kontrastive Phonetik - Aussprache eingedeutschter Namen und Wörter	1. Semester
- Methoden der akustischen und auditiven Phonetik - Akustische, auditive und paralinguistische Analysen	1. Semester
- Grundkonzepte der Psychotherapie - Empirische Forschungsmethoden	1. Semester
- Wissenschaftliche Argumentation und Präsentation in ihrer Anwendung - Probleme der Konzeptionierung und Operationalisierung von Master-Arbeiten - frei wählbare LV	3. Semester
- Forschungsmethoden und Forschungsaufgaben der sprechwissenschaftlichen Phonetik - Interdisziplinäre Forschungsfragen und Projekte - Statistische Verfahren	3. Semester
- Master-Arbeit	4. Semester

Modulinhalte	Empfehlung Studiensemester
- HNO – Heilkunde für SprechwissenschaftlerInnen - Phoniatrie für SprechwissenschaftlerInnen	1. Semester
- Diagnostische Konzepte der Sprach- und Sprechstörungen - Therapeutische Konzepte entwicklungsbedingter Sprachstörungen - Konzepte der Diagnostik und Therapie von Stimmstörungen - Wahrnehmungsstörungen bei Kindern	2. Semester
- Forschungsarbeit: Stimmstörungen - Forschungsarbeit: Entwicklungsbedingte Störungen der Sprache und des Sprechens - Methodenevaluation in der Therapie - Qualitätssicherung in der Therapie	2. Semester
- Rehabilitationspädagogik I - Lernbehindertenpädagogik - Beratungskompetenz im therapeutischen Prozess	2. Semester
- Psychologische Grundlagen der Therapie von Sprach-, Sprech-, und Stimmstörungen - Einführung in die Psychologie	2. Semester
- Neurologie und Psychiatrie für Sprechwissenschaftler - Einführung in die Akutneurologie - Einführung in die Pädiatrie	2. Semester
- Spezialprobleme der Therapie von Hörstörungen - Physiologie und Pathologie der Sing- und Sängerstimme - Berufsdysphonien: Stimmstörungen bei sprechintensiven Berufen	3. Semester

Modulinhalte	Empfehlung Studiensemester
- Spezialprobleme der Sprach-, Sprech- und Schluckstörungen - Forschungsfragen und aktuelle Forschungsergebnisse auf dem Gebiet der Sprach-, Sprech- und Schluckstörungen - Rehabilitationspädagogik II	3. Semester
- Praktikum Diagnostik und Therapie von Sprach-, Sprech-, Stimm-, Schluck- und Hörstörungen	1. und 3. Semester

Für alle Leserinnen und Leser, die – wie ich selbst auch – den Diplomstudiengang Sprechwissenschaft absolviert haben, wird sofort erkennbar sein, dass das neue Ausbildungssystem ganz erhebliche themenspezifische Aufstockungen für den späteren Einsatz in klinischen Arbeitsfeldern enthält. Da sich jede der aus ca. 30-33 Studierenden bestehende Matrikel teilt, ist auch die individuelle Anleitung – z.b. in der Phase der Vorbereitung der Masterarbeit – und damit einhergehend eine sehr hohe Ausbildungsqualität, gewährleistet.

Mitglieder des DBKS e.V., dessen Jubiläum dieser Aufsatz gewidmet ist, haben in allen Phasen der Konzeptionierung und Umsetzung dieses anspruchsvollen Programms mitgewirkt und tragen gegenwärtig und zukünftig als Berater, Mitarbeiter, Lehrbeauftragte und Praktikumsgeber zu dessen Gelingen bei. Es ergeht hiermit ein herzlicher Dank an alle beteiligten Fachkolleginnen und -kollegen, denn ihr Einsatz sichert in ganz erheblichem Maße die Zukunft unserer Nachfolgegenerationen und damit die unseres Faches.

3 Motivationale Dimension

Die vorangegangenen Sätze haben die hier zu umreißende Dimension bereits eingeleitet. Aus meiner Sicht hat unser Fach seine über einhundertjährige Erfolgsgeschichte nur zum Teil der Tatsache zu verdanken, dass unsere wissenschaftlichen Vorfahren und wohl auch wir es immer wieder verstanden haben, Ausbildungs-, Versorgungs- und Forschungslücken im ansonsten dicht besetzten Feld der menschlichen Kommunikation zu finden und zu besetzen.

Viel entscheidender jedoch ist das persönliche Interesse vieler von uns, unsere Fachdisziplin und ihre Angehörigen zu einem zentralen Lebensbestandteil werden zu lassen, sie als kontinuierliche persönliche Aufgabe zu verstehen, die man unbeirrt vom Wechselspiel politischer Kräfte und wissenschaftlicher Moden absolviert und weiterführt.

Bereits Hans Krech, einer der prägenden Vertreter unseres Faches, begründete im Rahmen des ersten Diplomstudiengangs im WS 1952/53 eine fachliche Struktur auf voller akademischer Ausbaustufe, die bis heute für uns wegweisend und maßgeblich ist. Er setzte die Stimm- und Sprachheilkunde in eine zentrale Position und konnte sich dabei selbst bereits auf jahrzehntelange interdisziplinäre engste Zusammenarbeit zwischen Hals-Nasen-Ohrenklinik und dem damaligen Institut für Sprechkunde und Phonetische Sammlung stützen (vgl. Krech 1963). Es fanden sich in der Folgezeit immer Fachvertreter, die dieses Kontinuum fortsetzten und Forschung, Lehre, Forschungs- und Lehrorganisation wie auch Patientenversorgung als zentralen Schwerpunkt ihrer Lebensarbeitsleistung ansahen. Stellvertretend für die vielen engagierten Kolleginnen und Kollegen möchte ich hier Jutta Suttner nennen, die wohl den bisher längsten Zeitraum der Führung und Prägung dieses Fachs an der Halleschen Universität in der Nachfolgezeit Krechs mit unermüdlicher Tätigkeit ausgefüllt hat.

Aber auch in der Gegenwart zeichnet sich deutlich ab, dass immer wieder fähige Wissenschaftlerinnen und Therapeutinnen bereit sind, die „Tragkraft" dieser „Säule" für unser Fach zu erhalten und zu verbessern. In einer personell überschaubaren Disziplin steht und fällt alles mit dem Einsatz weniger bzw. einzelner Menschen und angesichts des enormen Elans und der Arbeitsbereitschaft vieler Kolleginnen und Kollegen der heutigen und wohl auch der künftigen Generation Klinischer Sprechwissenschaftler ist mir um die Zukunftssicherung des Faches nicht wirklich bange.

Dem DBKS und seinen Protagonisten ist hier großer Dank auszusprechen, verbunden mit dem Wunsch, eine allzeit glückliche Hand im Umgang mit den stetigen Unwägbarkeiten der Fach- und Berufspolitik zu haben.

„Es ist eine alte Verkehrtheit, die Motive unserer Handlungen im Kopfe, statt im Herzen zu suchen." (August Wilhelm Grube)

Literaturverzeichnis

Baumgarten, R. (2008): Nasalität im Stimmklang professioneller Sprecher. Vergleichende Untersuchungen zur Nasalanz und Nasalität zwischen professionellen Sprechern und Laiensprechern. Phil. Diss. Jena (Mskr.).

Benkenstein, R. (2007): Vergleich objektiver Verfahren zur Untersuchung der Nasalität im Deutschen. Peter Lang Verlag, Frankfurt a. M. (Hallesche Schriften zur Sprechwissenschaft und Phonetik 19).

Bose, I. (Hg.) (2007): Sprechwissenschaft. 100 Jahre Fachgeschichte an der Universität Halle. Peter Lang Verlag, Frankfurt a. M. (Hallesche Schriften zur Sprechwissenschaft und Phonetik 22).

Krech, H. (1963): Die Grundlagen des Sprechens. In: Jakobi, H. (Hg.): Phoniatrie. Verlag J. A. Barth, Leipzig, 55-64.

Lüttke, K. / Neuber, B. (2010): Vergleichsstudie zur diagnostischen Wertigkeit der Nasometrie für Patienten mit Lippen-Kiefer-Gaumen-Segelspalten und Gesunde. Verlag Frank&Timme, Berlin.

Müller, K. / Neuber, B. / Schelhorn-Neise, P. / Schumann, D. (2007): Die diagnostische Wertigkeit der Nasometrie - eine repräsentative Studie für Patienten mit Lippen-Kiefer-Gaumen-Segelspalten und Gesunde. In: Folia Phoniatrica et Logopaedica 59 (5), 219-226.

Stock, E. (1998): Empirisch prüfen - hermeneutisch interpretieren. In: Falgowski, G. / Greifenhahn-Kell, L. / Leutloff, A. (Hg.): Zu Sprach-, Sprech- und Stimmstörungen. Festschrift zum 65. Geburtstag von Jutta Suttner am 10. Februar 1998. Verlag Werner Dausien, Hanau, Halle, 109-118.

Stock, E. (2006): Dynamik der halleschen Sprechwissenschaft. In: Hirschfeld, U. / Anders, L. C. (Hg.): Probleme und Perspektiven sprechwissenschaftlicher Arbeit. Verlag Peter Lang, Frankfurt a. M. (Hallesche Schriften zur Sprechwissenschaft und Phonetik 18), 9-24.

Studien- und Prüfungsordnung für den Master-Studiengang Sprechwissenschaft (120 Leistungspunkte) an der Martin-Luther-Universität Halle-Wittenberg vom 15.04.2009. Hier: Tabellenauszug aus der Ordnung zur Änderung der Studien- und Prüfungsordnung für den Master-Studiengang Sprechwissenschaft (120 Leistungspunkte). In: Amtsblatt Martin-Luther-Universität 19. Jahrgang, Nr. 13 vom 15. Dezember 2009, 31-44.

Watzlawick, P. / Beavin, J. / Jackson, D. (1969): Menschliche Kommunikation. Verlag Hans Huber, Bern, Stuttgart.

Internetadressen
Homepage der DGSS e.V.: http://www.dgss.de/ (05.07.2010)

Prof. Dr. phil. habil. Baldur Neuber
Seminar für Sprechwissenschaft und Phonetik
Martin-Luther-Universität Halle-Wittenberg
Advokatenweg 37
D-06114 Halle
baldur.Neuber@sprechwiss.uni-halle.de

Stimmfunktionstherapie –
Klinische Sprechwissenschaft tagtäglich

Susanne Thiel, Leipzig

Im Folgenden soll keine Zusammenfassung der Theorie zur Stimmfunktionstherapie gegeben werden, sondern Grundpositionen dargestellt werden, wie sie nach Ansicht der Verfasserin nach 35 Jahren klinischer, vorwiegend stimmtherapeutischer Tätigkeit für den Verlauf einer möglichst erfolgreichen Stimmtherapie unabdingbar sind.

Es ist von unschätzbarem Vorteil für die Klinische Sprechwissenschaft, dass die universitäre sprechwissenschaftliche Ausbildung an der Universität Halle so strukturiert ist, dass vor der Lehre der Pathologie von Stimme und Sprache eine ausführliche Beschäftigung mit der ungestörten sprechsprachlichen Kommunikation steht.

Daraus ergibt sich, dass Klinische Sprechwissenschaftler/-innen (nachfolgend wird die maskuline Schreibweise durchgehend synonym für die feminine und maskuline Bezeichnung verwendet) therapeutische Inhalte fundiert im Hinblick auf allgemeine Kommunikationsfaktoren und -bedingungen erläutern können. Ein erfahrungsgemäß für die Patienten ausgesprochen hilfreicher Weg. Die Patienten kommen zwar häufig aus Sprechberufen, sind sich aber vieler Gesetzmäßigkeiten, die auch stimmliche Bedeutung haben (z.B. Gerichtetheit bzw. Vorverlagerung) nicht bewusst.

Zudem sind die Klinischen Sprechwissenschaftler dadurch geprägt, dass Hans Krech schon sehr zeitig mit der kombiniert-psychologischen Übungstherapie (Krech 1959) eine therapeutische Sicht entwickelt hat, die inzwischen mit dem Begriff der Ganzheitlichkeit gefasst wird. Die Klinische Sprechwissenschaft arbeitet daher schon weitaus länger, als es heute auch im Zusammenhang mit anderen Konzepten beschrieben wird, nach diesem Prinzip.

1 Ganzheitliche Sicht der Kommunikationsstörung im therapeutischen Prozess

Die Patienten kommen mit einer bestimmten Symptomatik auf Grund einer – möglicherweise multifaktoriellen – Ätiologie in die Klinik oder die Praxis. Aus einer ausführlichen Anamnese, einer ärztlichen Untersuchung und der Erhebung des Stimmstatus ergibt sich die Diagnose.

Das therapeutische Ziel ist die Wiederherstellung eines den Patienten möglichen und für sie nötigen Optimums an Kommunikationsfähigkeit. Daher muss man die bisher vorhandenen Daten aus den oben genannten Untersuchungen in Beziehung setzen zu den individuellen Patientenpersönlichkeiten, ihrer konkreten psychosozialen Situation und den speziellen Erfordernissen, denen die Patienten mittels mündlicher Kommunikation gerecht werden müssen.

Diese ganzheitliche Sicht bestimmt den gesamten Therapieverlauf. Sie bestimmt die Auswahl der Methoden und Übungen, das zeitliche Verhältnis der Übungsfolgen innerhalb einer Sitzung sowie das zeitliche Verhältnis der Therapieschritte zueinander.

2 Überlegungen vor Beginn der Therapie

Die ärztliche Diagnose und der durch den Therapeuten erhobene Stimmstatus reichen nicht aus, um die Therapie zu beginnen.

Dem genannten Prinzip der Ganzheitlichkeit folgend muss der Therapeut zusätzlich sehr bewusst die sonstigen Bedingungen des Patienten klären, ihn sozusagen „dort abholen, wo er steht", d.h. die ohnehin schon möglichst ausführliche Anamnese noch um weitere Daten ergänzen und vertiefen. Sollten sich gelegentlich Fragestellungen doppeln, da auch ärztlicherseits schon entsprechend gefragt wurde, so ist das unerheblich. Es wird kaum Patienten geben, die sich darüber beschweren, dass im Erstkontakt zu ausführlich mit ihnen gesprochen wurde. Vielmehr fühlen sich die Patienten erfahrungsgemäß durch eine umfassende Anamnese besonders gut angenommen. Was letztlich, neben dem notwendigen Informationsgewinn und einem guten Kontaktaufbau von Anfang an, auch eine Absicht des Therapeuten ist.

2.1 „Innere" Bedingungen des Patienten

Es gilt zunächst die Frage zu klären, aus welchem Grund der Patient gekommen ist. Meist ist dies allerdings ohnehin eine der ersten Fragen der Anamnese. Wichtig ist aber auch, ob es sich um einen Haupt- oder Nebenbefund handelt. Es gibt Patienten, die z.b. wegen eines anderen Problems im HNO-Bereich zum Arzt gegangen sind, der dann im Rahmen seiner Untersuchungen das vorhandene Stimmproblem aufgegriffen und zur weiteren Behandlung überwiesen hat. In diesem Zusammenhang muss eruiert werden, was den Patienten selbst am meisten stört. Dies hängt manchmal auch davon ab, ob die Stimmstörung für den Patienten einen Haupt- oder Nebenbefund darstellt. Im Einzelfall können von dem Patienten aber auch Faktoren als besonders störend empfunden werden, die im Rahmen des Gesamtbildes der Störung fast nebensächlich erscheinen. Für die Strategie der Therapie sind diese scheinbaren Nebensächlichkeiten durchaus wichtig.

Weiterhin muss man beobachten, ob der Patient sich bereitwillig zu seiner Störung äußert bzw. ob er ohnehin eher aufgeschlossen oder mehr zurückgezogen wirkt. Manchmal, allerdings nicht immer, sind psychische Überlagerungen schon in der ersten Sitzung erkennbar. Diese Überlagerungen können unterschiedlich stark ausgeprägt sein, gelegentlich auch grenzwertig an den Rand einer psychogenen Dysphonie kommen, sind aber nicht per se mit dieser gleichzusetzen.

Schließlich gehört zu den inneren Bedingungen des Patienten auch seine Motivation. Wenn diese für eine Stimmtherapie nur gering ist, so sollte man bemüht sein, sie durch Erläuterung der Zusammenhänge von Störungsbild und Möglichkeiten bzw. Notwendigkeiten der therapeutischen Beeinflussung zu entwickeln. Das letzte Wort dazu hat aber immer der Patient, denn er allein entscheidet – wie bei allen medizinischen Maßnahmen – über sich selbst.

2.2 „Äußere" Bedingungen des Patienten

Dies betrifft zunächst die berufliche sprecherische Situation des Patienten, also die Berufsanamnese. Dabei sollte auch erfragt werden, ob und welche Erwartungen bzgl. der stimmlichen Anforderungen er für seine berufliche Zukunft hat. Nicht selten sind ein Fachwechsel bei Lehrern, aber auch ein Arbeitsstellen- oder Arbeitsplatzwechsel aufregend oder auch bedrückend für die Patienten.

Zu den äußeren Bedingungen des Patienten gehört aber auch die sprecherische Situation im privaten Bereich. Damit sollen zunächst die äußeren Gegebenheiten in der Familie gemeint sein. Es macht einen erheblichen Unterschied, auch für den Verlauf der Therapie, ob z.b. eine Mutter mit einem Reinke-Ödem zu therapieren ist, die vielleicht mehrere Kinder allein erzieht, oder eine Rentnerin, die allein lebt und daher privat kaum mündlich kommuniziert und darunter vielleicht sogar leidet.

Nicht unerheblichen Einfluss auf die Stimme hat auch die psycho-soziale Situation des Patienten innerhalb der Familie. Selbstverständlich stützt und unterstützt eine gelöste Atmosphäre in der Familie die Stimmtherapie, während andauernde, nicht gelöste Spannungen so permanent behindern können, dass die Stimmtherapie, selbst bei größtem Bemühen von Patient und Therapeut, nur zu einem sehr begrenzten Ergebnis führt. Dann sollte man den interdisziplinären Kontakt suchen, z.b. zur Psychosomatik.

Selten allerdings wird sich ein Patient zu diesen Sachverhalten in der ersten Sitzung äußern. Oft sind sie ihm auch gar nicht bewusst. Es bedarf also eines diskreten, aber gleichermaßen klaren Vorgehens des Therapeuten, um über die Existenz und die Relevanz solcher Faktoren während der Therapie weiteren Aufschluss zu erhalten.

3 Zielstellung und Therapiebeginn

Die Zielstellung für die Stimmfunktionstherapie ist die Wiederherstellung, zumindest aber Besserung der Stimmfunktion. Dies gilt auch für organische, selbst schwere organische Dysphonien. Dabei sollte der Therapeut das Optimum im Sinne von Eutonie, bei unserem Sachverhalt Euphonie, immer vor Augen haben und anstreben. Gleichzeitig muss man sich aber evtl. zu erwartender Grenzen bewusst sein, was auch dem Patienten nicht verschwiegen werden darf. Möglicherweise sind z.B. Grenzen gesetzt bei einer Parese, mit Sicherheit bei einer Chordektomie.

Eine ausführliche Diagnostik vorausgesetzt, muss daher zu diesem Zeitpunkt die konkrete Zielstellung erarbeitet werden, was unbedingt mit dem Patienten zusammen erfolgen sollte. Denn der Patient hat bisher nur sein Beschwerdebild, aber keine Vorstellung von dem, was ihn in der Therapie erwartet. Gleichwohl soll er aber aktiv, kreativ und kritisch mitarbeiten. Es müssen ihm also die Chancen und eventuell zu erwartende störungsspezifische Grenzen der Stimmtherapie erläutert werden. Dafür sollte sich der Therapeut unbedingt Zeit nehmen – es lohnt sich!

4 Grundsätze für den Ablauf der Stimmfunktionstherapie

1. Unabhängig von der Störung wird immer in allen 3 Funktionskreisen, also Atmung, Stimme und Artikulation, gearbeitet, da in allen 3 Funktionskreisen und ihrem harmonischen Zusammenwirken optimale physiologische Abläufe angestrebt werden sollen.
2. Die Inhalte und der Sinn der einzelnen Übungsbereiche (z.B. Haltung, Atmung, Lockerung, Resonanz, Kraft) und Übungen werden nacheinander eingeführt, erläutert und geübt. Sofort aber sollten die gerade eingeführten Abläufe im Zusammenwirken angewendet und erprobt werden. So empfiehlt es sich durchaus, den Begriff der Atemstütze schon zu Beginn der ersten Sitzung einzuführen, um sie in den sich anschließenden ersten Stimmübungen sofort aufzugreifen und nach den Möglichkeiten des Patienten anzuwenden, auch wenn diese noch nicht vollkommen sind.
3. Mit den erarbeiteten Fähigkeiten geht man durch alle „Textebenen", also von Silben über Wörter zu Sätzen, Texten bis zum freien Sprechen. In jeder neuen Ebene müssen konsequent die vom Patienten schon beherrschten Fähigkeiten aufgegriffen, wiederholt und erneut eingebaut werden. Ausschließlich dadurch erreicht man einen am Ende der Therapie gesicherten Transfer.
4. Von der ersten bis zur letzten Sitzung muss in diesem Zusammenhang der Patient zum funktionellen Hören angeleitet werden, d.h. dem jedem Sprechwissenschaftler bekannten Begriff bzgl. der Befähigung zur auditiven und kinästhetischen Eigenkontrolle.

Zusammenfassend muss an dieser Stelle deutlich betont werden, dass für die Eigenkontrolle des Patienten und den unabdingbaren Transfer in das Spontansprechen konsequent eine durchgehende Anleitung des Patienten erforderlich ist. Dieses Vorgehen muss für ihn selbstverständliches Element der Stimmtherapie werden, denn er soll später im Alltag die neu erworbene und möglichst weitgehend automatisierte Sprechweise selbst gesteuert anwenden können.

Insgesamt ist die hier ausgeführte Betrachtungsweise – eine geeignete Übungsauswahl voraus gesetzt – der eigentliche Schlüssel für die Erreichung des Ziels in 20 Sitzungen, die z.B. in der Regel für eine funktionelle Dysphonie verordnet werden und für diese Störung auch ein realistisches Ziel sind.

5 Übungsauswahl

Die Übungsauswahl ist abhängig von der Störung, der Patientenpersönlichkeit und der Therapeutenpersönlichkeit. Nicht jeder Patient spricht auf alle Übungen gleichermaßen gut an, nicht alle sind jedem Patienten zugänglich. Gleichfalls ist es eine Praxiserfahrung, dass auch nicht jeder Therapeut jede Methode gleichermaßen gut vermitteln kann. Da sollten Therapeuten sehr selbstkritisch sein!

Die Verfasserin plädiert aus langjähriger praktischer Erfahrung ausdrücklich für eine für die Patienten gut überschaubare Auswahl von Übungen. Dies hat mehrere Gründe, die – auch im Interesse der Ausbildung von Praktikanten – hier dargelegt werden sollen.

Jeder Therapeut sollte es als seine selbstverständliche Verpflichtung ansehen, sich ständig weiterzubilden. Mit zunehmender Berufserfahrung wird er immer besser entscheiden können, was er an neuen Methoden oder auch möglicherweise Elementen von Methoden in seine Arbeit integrieren wird.

In der Arbeit mit dem einzelnen Patienten ist es aber nicht sinnvoll, alle dem Therapeuten bekannten Methoden und Übungen anzuwenden. Vielmehr hat er störungsspezifisch und individuell das für den Patienten geeignete Übungsprogramm auszuwählen. Mit zunehmender Erfahrung wird sich dann ein bestimmtes Vorgehen bzw. vielleicht die Kombination nur einiger weniger Übungen als besonders bewährtes Verfahren herausstellen.

Wenn das der Fall ist, so muss man sich als Therapeut nicht scheuen, darauf auch immer wieder zurückzugreifen. Gerade Berufsanfänger meinen mitunter, sich und vielleicht auch den Patienten mit einer großen Palette von Angeboten etwas beweisen zu müssen, um nicht immer das Gleiche zu tun. Den einzelnen Patienten interessiert es aber nicht, wie mit anderen Patienten gearbeitet wird. Ihn interessiert allein, dass er keine Beschwerden mehr hat und wieder leistungsfähig wird.

In vielen Jahren klinischer Tätigkeit war leider immer wieder zu beobachten, dass die am wenigsten befriedigenden Ergebnisse häufig dann zu verzeichnen waren, wenn lt. Therapiebericht nahezu alle gängigen Verfahren eingesetzt wurden. Oft blieb der Patient in solchen Fällen in einer Vielzahl von Einzelübungen „hängen", so dass kaum von einem Transfer zu sprechen war. Zudem darf es auch nicht dem Patienten allein überlassen werden, aus der Fülle der Angebote das für ihn Geeignete auszuwählen, mit dem ihm eine sichere selbständige Eigenkontrolle im Alltag möglich wird.

Also – weniger ist in diesem Falle deutlich mehr! Wichtig ist allein, dass der Therapeut immer weiß, warum und warum er etwas zu einem bestimmten Zeitpunkt tut. Und dass er dies dem Patienten vermitteln kann, damit dieser genau orientiert ist!

Die Verfasserin legt bei dem Aspekt der Körperhaltung vor allem Wert auf Bewusstheit, wiederholte Wahrnehmung und entsprechende Eigenkontrolle, ohne dass der Patient sich durch Überaufmerksamkeit mit unnötigen oder gar zusätzlichen Spannungen behindert.

Die Basis einer physiologischen Stimmgebung ist selbstverständlich eine physiologische Atmung. Daher müssen Atemübungen zu Beginn der Therapie unbedingt aufgenommen werden, besonders im Hinblick auf den Begriff der Atemstütze. Atemübungen sollten aber nie Selbstzweck sein, sondern immer auch vom Status abhängig gemacht werden!

Bei Lockerungsübungen bevorzugt die Verfasserin vor allem Kieferschütteln, Absinken lassen des Kopfes nach drei Seiten, Wangenlockern und Lippenflattern.

Den Übergang zu den eigentlichen Stimmübungen stellt das Wangenaufblasen dar, das später zunehmend zur Lockerung eingesetzt und auch von den Patienten nach der Therapie zu diesem Zweck noch gern genutzt wird. Eine subjektive Entscheidung der Verfasserin ist die Bevorzugung der Summ-Übungen nach Spiess (vgl. Pfau / Streubel 1982, 109) gegenüber der Kaustimme nach Fröschels (vgl. ebd., 110 ff.). Die Kaustimme ist zwar eine hervorragende, weil sehr elementar konzipierte Methode zur Resonanzerweiterung, verleitet aber manchmal einige Patienten dazu, vorübergehend bei den Kaubewegungen etwas fest zu werden.

Da die Vokaleinsätze bei allen Hyperfunktionen nahezu immer hart sind, müssen selbstverständlich physiologische Einsätze erarbeitet werden. Auch wenn die harten Einsätze nicht dominierend sind, sollte daran gearbeitet werden, um zumindest das Bewusstsein für das Problem zu wecken.

Eine hervorragende Methode zur Entwicklung von Lautstärke ist die Akzentmethode nach Smith (vgl. Pfau / Streubel 1982, 115 ff.), weil durch die sehr harmonische Variierung von Melodie und Dynamik im Zusammenhang mit ganz spontan und sehr natürlich wirksam werdender Körperlichkeit die Stimmen quasi mühelos kräftig werden. Durch die Natürlichkeit der Akzentmethode lassen sich mit ihr auch sehr gut konstitutionell kleine Stimmen entwickeln. Muss für die Bedürfnisse des Patienten besonders die Rufstimme trainiert werden, so eignet sich dafür natürlich besonders der Atemwurf nach Fernau-Horn (vgl. ebd., 113).

Alle Stimmübungen sind eigentlich nicht denkbar ohne Einbeziehung von Öffnungsweiten, Lippenaktivität und Ausformung, also dem gesamten Bereich des

Ansatzes bzw. der Vorverlagerung. Der Begriff als solcher sollte für den Patienten während der Therapie unverzichtbar und selbstverständlich für eine physiologische Stimmgebung werden. Zur Erarbeitung der Vorverlagerung sind zweifellos auch optische und kinästhetische Vorstellungshilfen notwendig, vor allem sollte dabei aber auch intentional gearbeitet werden. Es ist erstaunlich, mit welchen günstigen Veränderungen des Ansatzes viele – eigentlich theoretisch nicht vorgebildete – Patienten sofort reagieren, wenn man mit den Begriffen der Ansprechhaltung oder Mitteilungshaltung arbeitet.

Günstig sind natürlich auch ursachenorientierte Entspannungsmethoden (z.B. Entspannungstraining nach Krech, Konzentrative Entspannung, Progressive Muskelrelaxation). Da dies aber auch zeitaufwendig ist und die Verordnungspraxis die Zahl der Sitzungen in der Regel nicht zu weit fasst, kann man den Patienten dafür z.B. auch die Präventionsprogramme der Krankenkassen empfehlen. Zudem haben viele Patienten auch bereits Kenntnisse innerhalb von Kuren etc. erworben.

6   Rahmenbedingungen

In der Regel bieten die Heilmittelrichtlinien ausreichend Möglichkeiten für eine optimale Versorgung der Patienten mit Stimmfunktionstherapie. Es sollte aber dafür gesorgt werden, dass die Möglichkeiten auch ausgeschöpft werden. Denn die Erfahrung lehrt, dass z.B. auch bei einer hyperfunktionellen Dysphonie leichteren Grades eine Verordnung von nur 10 Sitzungen in der Regel nicht ausreicht. Im Allgemeinen kommt man dann nicht zu einem ausreichenden Transfer in das Spontansprechen, so dass letztlich Aufwand und Nutzen in keinem effizienten Verhältnis stehen. Und dies nicht nur für die Patienten, sondern auch für die Kostenträger.

In besonderem Maße ist dies z.B. auch für die doch immerhin große Zahl von stimmauffälligen Lehramtsanwärtern zu bedenken. Lemke (2006, 26 f.) stellte in einer Studie fest, dass von 5357 Lehramtsanwärtern aus 10 Bundesländern 37% stimmlich deutlich auffällig waren, davon bei 17% eine phoniatrische Untersuchung erforderlich war und 15% Therapiebedarf aufwiesen!

Die stimmtherapeutischen Sitzungen sollten möglichst täglich erfolgen, mindestens 4x pro Woche, im Einzelfall sollten 3 Sitzungen das absolute Minimum darstellen.

Bei besonderer Sprechbelastung sollten die Patienten für die Zeit der Therapie krankgeschrieben werden. Man erreicht damit, dass die Patienten sich ausschließlich auf den Erwerb einer neuen physiologischen Stimmgebung konzentrieren können und zudem nicht parallel zu dieser großen Umstellung immer wieder die alten Muster praktizieren.

Sehr zu empfehlen sind einige Kontrollen nach Beendigung der Therapie, in denen die Patienten über ihre Erfahrungen berichten können und durch eine kurze sprecherische Überprüfung festgestellt werden kann, welcher der behandelten Bereiche nicht so stabil wie gewünscht ist. Dieses Angebot nimmt nicht viel Zeit in Anspruch, wird von den Patienten in der Regel sehr dankbar angenommen und ist für eine gute Prognose sehr effektiv.

Literaturverzeichnis

Krech, H. (1959): Die kombiniert-psychologische Übungstherapie. In: Wiss. Z. Univ. Halle, GSR 8, 397-430.
Lemke, S. (2006): Die Funktionskreise Respiration, Phonation, Artikulation – Auffälligkeiten bei Lehramtsstudierenden. In: Sprache-Stimme-Gehör 30, 24-28.
Pfau, E.-M. / Streubel, H.-G. (Hg.) (1982): Die Behandlung der gestörten Sprechstimme - Stimmfunktionstherapie. Thieme Verlag, Leipzig.

Dr. phil. Susanne Thiel
Hinrichsenstr. 11
04105 Leipzig

Ist Stimmtherapie erfolgreich? Und wie wird sie gemessen?

Susanne Voigt-Zimmermann, Heidelberg

Mit der „Kombiniert Psychologischen Übungstherapie" hat Hans Krech (1954, 1959) einen wichtigen Grundstein zur Entwicklung der Klinischen Sprechwissenschaft gelegt, wie es sich jetzt 56 Jahre nach Erscheinen seiner Gedanken dazu darstellt. Richtungweisend war damals die eher ganzheitliche Vorgehensweise Hans Krechs. Doch hat die KPÜ gewirkt, war sie erfolgreich? Wir vermuten es stark, denn viele stimmgestörte Patienten haben durch ihre Anwendung den Weg zurück ins Berufsleben gefunden. Auch für andere Stimmtherapiemethoden liegen keine objektiven Daten vor, die deren Wirkungsweise belegen. Nur wenige Methoden sind diesbezüglich evaluiert worden.

Im Rahmen des vorliegenden Beitrages soll den Fragen nachgegangen werden, warum die Wirksamkeit von Stimmtherapie nachgewiesen werden muss, ob Stimmtherapie bereits evaluiert wurde und zu welchen Ergebnissen die Studien kamen. Es müssen aber auch die Schwierigkeiten bei der Durchführung entsprechender Forschung und bei der Verallgemeinerung der Ergebnisse aufgezeigt werden. Welchen Beitrag die Klinische Sprechwissenschaft zur Stimmtherapiewirkungsforschung leisten kann, wird umrissen.

1 Warum muss die Wirksamkeit von Stimmtherapie nachgewiesen werden?

In den letzten beiden Jahrzehnten werden nicht nur Ärzte und Psychologen, sondern verstärkt auch sprachtherapeutisch tätige Berufsgruppen von den Entscheidungsträgern der öffentlichen Gesundheitssysteme in die Verantwortung genommen, die von ihnen verwendeten Maßnahmen hinsichtlich ihrer Wirksamkeit wissenschaftlich zu begründen.

Da die Zunahme der Ausgaben für das Gesundheitssystem in den meisten Industrienationen das Wirtschaftswachstum regelmäßig übertrifft (Schlander 1999), mussten neue Verteilungsmodelle der finanziellen Ressourcen aus dem Gesundheitssystem diskutiert und eingeführt werden. Auch die Sprachtherapie ist dem Prinzip der Ressourcenallokation im deutschen Gesundheitswesen unterworfen. 2004 wurden Heilmittelrichtlinien des G-BA in der Fassung vom 1.7.2004 und 2.4.2005 (Gemeinsamer Bundesausschuss 2005a) eingeführt, die die Sprach- und dadurch auch die Stimmtherapie regeln.

Somit gelten die Prinzipien der „Evidenz basierten Medizin" (EbM) auch für diesen Bereich, was bedeutet, dass die Behandlung von Patienten auf wissenschaftlich fundierten Erkenntnissen aus der Fachliteratur, auf dem Expertenwissen und der regelmäßigen Evaluation des ärztlichen / therapeutischen Handelns fußen muss. Bei jeder medizinischen Behandlung soll eine patientenorientierte Entscheidung über Behandlungsschritte ausdrücklich auf der Grundlage von empirisch nachgewiesener Wirksamkeit getroffen werden. EbM ist dabei der gewissenhafte, ausdrückliche und vernünftige Gebrauch der gegenwärtig besten externen, wissenschaftlichen Evidenz für Entscheidungen in der medizinischen Versorgung individueller Patienten (Sackett et al. 1996).

Doch es soll nicht unerwähnt bleiben, dass die EbM auch in der Kritik steht, eine Kochbuch-Medizin zu sein, weil beispielsweise von Studien mit einer großen Anzahl von Probanden / Patienten nicht ohne weiteres auf einen speziellen Einzelfall geschlossen werden kann.

Die Forderung, den Wert einer medizinischen Behandlung für den einzelnen Betroffenen zu beurteilen, führt zum Begriff „value based medicine" (Brown 2006). Dieser Wert im Kontext zum einzelnen Menschen betrachtet wird als „human based medicine" (HbM) bezeichnet. EbM kann bestenfalls ein erster Schritt auf dem Weg zur HbM sein. Der Nachweis von „evidence" ist vor allem nötig, wenn eine Therapie nicht von sich aus evident, sondern umstritten ist. Im Hinblick auf eine uneingeschränkt zu fordernde patientenorientierte Medizin sollte dies nicht vergessen werden.

Da die Propagierung von EbM zeitlich mit politischen Bemühungen um eine Begrenzung der „Gesundheitskosten" zusammenfällt, liegt die Gefahr nahe, dass EbM allein für ein ökonomisches Medizinmanagement eingesetzt wird. Aus ärztlicher und therapeutischer sowie aus Sicht der Patienten muss jedoch vor allem das Ziel der Qualitätssicherung und -verbesserung im Vordergrund stehen.

Wissenschaftlich umgesetzt werden die Aspekte der EbM in evidenzbasierten Versorgungsleitlinien, wie sie z. B. über AWMF online (Arbeitsgemeinschaft der Wissenschaftlichen Medizinischen Fachgesellschaften e.V.) eingesehen werden können, und in Disease-Management-Programmen für chronisch kranke Patienten, auch unter der Bezeichnung „strukturierte Behandlungsprogramme" oder „Chronikerprogramme" bekannt. Leitlinien sind systematisch entwickelte Aussagen zur Unterstützung der Entscheidungsfindung von Ärzten, sowie anderen im Gesundheitssystem tätigen Personen und Patienten. Das Ziel von Leitlinien ist eine angemessene gesundheitsbezogene Versorgung in spezifischen klinischen Situationen (http://www.cochrane.de/de/guidelines.htm). Dabei stellen Leitlinien den nach einem definierten, transparent gemachten Vorgehen erzielten Konsens mehrerer Experten aus unterschiedlichen Fachbereichen und Arbeitsgruppen (möglichst unter Einbeziehung von Patienten) zu bestimmten ärztlichen Vorgehensweisen dar (http://www.ebm-guidelines.de). Zur Erstellung von Leitlinien werden Einzelstudien hinsichtlich der Qualität und der Gesamtheit der Evidenz in Bezug auf eine Behandlungsfrage bewertet. Die externe Evidenz wird nach Validitätskriterien hierarchisch in Evidenzklassen („Ia" = systematischer Review auf der Basis methodisch hochwertiger kontrollierter, randomisierter Studien bis „IV" = Meinungen und Überzeugungen von angesehenen Autoritäten) geordnet (http://www.cochrane.de/de/gradesys.htm).

Bei Diskussionen mit Kollegen und Kolleginnen über die Notwendigkeit, diese oder jene therapeutische Intervention hinsichtlich ihrer Wirksamkeit wissenschaftlich belegen zu sollen, erntet man oft und teilweise auch mit Recht Kopfschütteln darüber, Sachverhalte nachweisen zu müssen, die allen Beteiligten selbstverständlich und ganz klar sind, die aber EbM-Vorgaben nicht genüge tun. Abgesehen davon, dass die Beweisführung oftmals zu aufwendig, wenn nicht sogar unmöglich ist, sind andererseits viele diagnostische und therapeutische Interventionen in der Medizin vollkommen unstrittig, also im deutschen Sinne evident. Es darf somit bei schwacher „Nachweisbarkeit" der medizinischen Handlung nicht automatisch zu einer negativen Einschätzung der Methode kommen. Zumindest bis zum Beweis des Gegenteils. Dass ein Nachweis des Nutzens fehlt, bedeutet also noch lange nicht, dass kein Nutzen vorliegt. Hier geht die sprachliche Ungenauigkeit der Übersetzung des Begriffes Evidenz interessanterweise eine kuriose Verbindung mit der Realität ein, da Evidenz im Deutschen „Augenscheinlichkeit, Offensichtlichkeit" (bedarf keiner Erklärung / keines Beweises) und nicht wie im Englischen „Nachweis, Beweis" bedeutet. Der englische Begriff „evidence-based medicine" müsste eigentlich mit „nachweisbasierte Medizin" übersetzt werden.

Um das Ausgabenwachstum im Gesundheitswesen zu begrenzen, beeinflussen seit geraumer Zeit externe Experten und Gesundheitsökonomen die ärztlichen und therapeutischen Entscheidungen (Schlander 1999). Fraglich ist, was Gesundheitsökonomen mit Begriffen wie „rational" in Bezug auf Formen der Ressourcenallokation oder „optimal" in Hinblick auf die Bewertung von zu erwartenden Ergebnissen meinen. In der öffentlichen Wahrnehmung wird der Eindruck hinterlassen, als ob Ökonomen Experten für die Frage seien, wie man unter Bedingungen der Knappheit in der Medizin optimale Ergebnisse erzielt. (Lübbe 2008).

Denn mit den Begriffen „Wirtschaftlichkeit" und „Rationalisierung" verbinden sich unterschiedliche Vorstellungen und Meinungen. Nichtökonomen assoziieren damit den Abbau von Überflüssigem, etwa durch bessere Vernetzung der Leistungserbringer, durch Wahl kostengünstigerer Therapiealternativen oder auch durch Stärkung der Eigenverantwortung der Patienten. Ökonomen dagegen meinen damit stets auch und vor allem die Umschichtung knapper Ressourcen an den Ort ihrer nutzenproduktivsten Verwendung, und das selbstverständlich auch indikationsübergreifend – nach Möglichkeit sogar ressortübergreifend (ebd.).

Die Mittelverteilung im Gesundheitswesen sollte jedoch vor allem nach bestimmten ethischen und rechtlichen Regeln erfolgen, und zwar auch dann, wenn das aus ökonomischer Perspektive zu nicht befriedigenden Resultaten führt.

Damit also Ökonomen nicht die Antwort auf die Frage überlassen wird, was die optimale Ressourcenallokation ist, müssen Argumente für den sinnvollen Einsatz von Ressourcen im Gesundheitswesen gefunden werden und dazu zählen auch die Nachweise von Wirksamkeit therapeutischen Handelns. Somit muss auch die Stimmtherapie überlegen, welche ihrer Argumente wissenschaftlichen Kriterien genügen.

Für die Stimm-, Sprech-, Sprachtherapie hat die Einführung der Heilmittelrichtlinien zwar nicht den gewünschten Eindämmungseffekt der Kosten für diesen Bereich gebracht. Sie regeln jedoch bis heute mehr oder minder gut die Stimm-, Sprech- und Sprachtherapie zur Sicherung einer nach den Regeln der ärztlichen Kunst und unter Berücksichtigung des allgemein anerkannten Standes der medizinischen Erkenntnisse ausreichenden, zweckmäßigen und wirtschaftlichen Versorgung der Versicherten mit Heilmitteln. Für den Bereich der Stimm-, Sprech- und Sprachtherapie ist geregelt, dass Heilmittel zu Lasten der Krankenkassen nur verordnet werden können, wenn sie notwendig sind, um z. B. eine Krankheit zu heilen, ihre Verschlimmerung zu verhüten, Krankheitsbeschwerden zu lindern oder eine Schwächung der Gesundheit, die in absehbarer Zeit voraussichtlich zu einer Krankheit führen würde, zu beseitigen. Der Heilmittelkatalog regelt außerdem die Indikationen, bei denen Heilmittel verordnungsfähig sind. Als Heilmittel im dazugehörigen Heilmittelkatalog wird bisher die Stimmtherapie nicht weiter spezifiziert (G-BA 2005b).

Bis jetzt sind jene Heilmittel in der vertragsärztlichen Versorgung der Gesetzlichen Krankenversicherung (GKV) verordnungsfähig, die der Gemeinsame Bundesausschuss (G-BA) in den Heilmittelkatalog aufgenommen hat. Neue Heilmittel (s. § 138 SGB V) dürfen die an der vertragsärztlichen Versorgung teilnehmenden Ärzte nur verordnen, wenn der G-BA zuvor Ihren therapeutischen Nutzen anerkannt hat oder bisher ausgeschlossene Methoden evaluiert hat. Eine Gutachterfunktion übernimmt dabei für die Bundesregierung und den Gemeinsamen Bundesausschuss das Institut für Qualität und Wirtschaftlichkeit im Gesundheitswesen (IQWiG), welches seit April 2007 die Vor- und Nachteile medizinischer Leistungen für Patienten und Patientinnen objektiv überprüft. Wie schnell es geht, dass eine Therapiemethode aus dem Heilmittelkatalog heraus fällt und auf Grund fehlender „evidence" auch nicht wieder hineinkommt, konnte man eindrücklich an dem Umgang mit der Hippotherapie miterleben, auf den hier nur verwiesen werden soll (Sonntag 2001).

Abgesehen von diesen von „außen" wirkenden Faktoren, die einen maßgeblichen Einfluss auf die Selbstverständlichkeit in der Verordnung und Durchführung von Stimmtherapie haben, sind es auch die Prinzipien der kritischen Selbstbewertung der eigenen therapeutischen Arbeit, die immer den Anstoß geben (sollten), das eigene therapeutische Handeln auf Basis wissenschaftlicher Kriterien zu evaluieren. Diese Prinzipien gelten für die akademische Sprachtherapie im Übrigen nicht erst seit der Einführung der Weiterbildungspflicht für alle Heilmittelerbringer.

2   Wirksamkeitsstudien zur Stimmtherapie

Verschiedene internationale klinische Studien konnten tatsächlich dokumentieren, dass Stimmtherapie ein effizienter und effektiver integraler Bestandteil der Gesamtbehandlung für ein breites Spektrum von Stimmstörungen bei Erwachsenen und Kindern ist. Einige Ergebnisse sollen hier vorgestellt werden:

So ist – gemessen an der Selbstbewertung der Patienten und durch verschiedene Untersuchungsmethoden der Stimme – Stimmtherapie effektiv, um beispielsweise die Stimmqualität zu verbessern (MacKenzie et al. 2001).

Wie an stimmkranken Lehrern nachgewiesen werden konnte, übertrifft Stimmtherapie die positive Wirkung reiner Stimmhygieneempfehlungen (Roy et al. 2001, 2003). Sogar bei Patienten mit chronischen Dysphonien ist Stimmtherapie in hohem Grade wirkungsvoll (Speyer et al. 2004). 40% bis 50% der Patienten können auch nach vielen Jahren der Stimmerkrankung noch von Stimmtherapie profitieren.

Vor allem für funktionelle Dysphonien ist eine konservative Stimmtherapie die Behandlung der Wahl (Carding et al. 1999).

Auch bei solch komplizierten Störungen wie paradoxen Stimmlippenbewegungen verhindert Stimmtherapie langfristige Behandlungskosten (Martin et al. 1987).

Bei gutartigen Veränderungen der Stimmlippen wird zur Initialbehandlung eine konservative Stimmtherapie empfohlen, da viele Studien ausgezeichnete Resultate hinsichtlich einer Stimmtherapie bei entsprechend erkrankten Patienten liefern konnten (z. B. Holmberg et al. 2001, Ylitalo / Hammarberg 2000, Pedersen et al. 2004).

Zur Behandlung von Stimmlippenknötchen sollte eine konservative Stimmbehandlung die erste Empfehlung sein, da Murray und Woodson vergleichbare Ergebnisse bei konservativer und chirurgischer Therapie von Stimmlippenknötchen fanden (Murry / Woodson 1992).

Der Einsatz der konservativen Stimmtherapie im Sandwich-Verfahren, d.h. als prä- und postoperative Stimmtherapie, optimiert die postoperative Heilung, erlaubt einen früheren Einstieg ins Berufsleben, hilft Narbengewebe zu reduzieren und vermindert das Risiko dauerhafter Dysphonien (Woo et al. 1994).

Bei der Behandlung von einseitigen Stimmlippenlähmungen wird die Stimmtherapie als alleinige, mindestens jedoch als begleitende zur chirurgischen Behandlungsmethode eingesetzt. Stimmresultate verbessern sich bei mehr als 50% der Patienten mit einseitiger Stimmlippenlähmung durch eine präoperative Stimmtherapie, die sogar chirurgische Eingriffe überflüssig machen kann (Heuer et al. 1997).

Bei neurologisch bedingten Dysphonien, wie der Parkinson-Krankheit, trägt die Stimmtherapie bedeutend und nachhaltig zur Verbesserung in der Gesamtkommunikation bei (Smith et al. 1995).

Spezielle Stimmtherapieverfahren wurden ebenfalls untersucht. Bisher ist es vor allem die „Akzentmethode" (Smith und Thyme), die in internationalen Studien an gesunden und kranken Personen (Fex et al. 1994, Bassiouny 1998) positiv evaluiert wurde.

Bei Parkinsonpatienten konnten mit der Lee Silverman Voice Treatment = LSVT®) (Ramig et al. 2001) im Vergleich zu alleiniger Atemtherapie signifikant bessere Ergebnisse erzielt werden, die außerdem langfristig konstant waren.

Hanewinkel und Bilda (2008) sowie Hülswitt et al. (2009) haben positive Ergebnisse in Einzelfallstudien mit der funktionalen Stimmtherapie (Göttinger Modell, Bender 1998) vorgestellt. Die Wirksamkeit manueller Interventionen bei Stimmstörungen konnte ebenfalls nachgewiesen werden (Roy et al. 1997, Roy 2008).

Therapievergleichsstudien liegen auch im deutschsprachigen Raum vor, z. B. von Ptok & Strack (2005), Schönweiler et al. (2005), Schuster et al. (2005) und Fischer et al. (2009):

So wiesen Schuster et al. (2005) nach, dass stationäre Stimmtherapie für funktionelle, gutartige organische und neurale Stimmstörungen signifikante Verbesserungen der Stimmmerkmale und der Befindlichkeit der Patienten erbringt. Ptok und Strack fanden einen geringen, jedoch nicht signifikanten Vorteil der Elektrostimulation im Vergleich zu alleiniger Stimmtherapie bei Rekurrensparesen. Ähnliche Ergebnisse erbrachten Untersuchungen von Dahl und Witt (2006) sowie Schönweiler et al. (2005), die einen Wirkungseffekt der neuromuskulären elektrophonatorischen Stimulation in Kombination mit der Nasalierungsmethode (nach Pahn) nachweisen konnten. Fischer et al. (2009) arbeiteten anhand ihrer Ergebnisse heraus, dass bei Patienten mit mäßigen funktionellen Dysphonien eine herkömmliche ambulante Therapie durchaus wirkungsvoll ist, dass aber massive organische Dysphonien besser im Rahmen längerfristiger Rehabilitationsmaßnahmen behandelt werden sollten.

Zur Erstellung von Leitlinien werden anhand systematischer Übersichtsarbeiten retrospektive Zusammenfassungen von Forschungsergebnissen erstellt, die eine Evidence-Level-Bewertung der Studien vornehmen. Eine der bedeutendsten Organisationen zur Erstellung solcher systematischen Übersichtsarbeiten ist die Cochrane Collaboration. Weitere zentrale Institutionen zur Erstellung, Betreuung beim Verfassen und zur Präsentation von Leitlinien sind die Arbeitsgemeinschaft der Wissenschaftlichen Medizinischen Fachgesellschaften e.V. (http://www.uni-duesseldorf.de/awmf/), das Ärztliche Zentrum für Qualität in der Medizin (http://www.aezq.de) sowie das Guidelines International Network (http://www.g-i-n.net).

Ruotsalainen et al. führten 2006 eine solche umfassende Literaturrecherche für die Stimmtherapie durch, um eine Übersicht über bis zu diesem Zeitpunkt publizierte Wirksamkeitsstudien zu geben. Sie bewerteten die Qualität der gefundenen Studien und kombinierten ihre Resultate:

Sie fanden immerhin sechs randomisiert kontrollierte Studien (N=163 Intervention und N=141 Kontrolle). Doch nur eine Studie war von hoher Qualität. Die

Interventionen wurden in 1.) direkte Stimmtherapie, 2.) indirekte Stimmbehandlung = Entspannungsstrategien und psychologische Beratung, 3.) Kombination der direkten und indirekten Stimmtherapie und 4.) andere Behandlungen (pharmakologische Behandlungen, Stimmhygieneanweisungen) gruppiert. In keiner Studie wurde die direkte Stimmtherapie allein ausgewertet.

Indirekte Stimmbeeinflussung allein scheint nicht effektiv zu sein. Vieles spricht dafür, dass eine Kombination von direkter und indirekter Stimmtherapie – gemessen an der Fremdeinschätzung sowie objektiver Stimmanalyse – eine wirksame Interventionsmöglichkeit zur Behandlung von funktionellen Dysphonien darstellt. Dass die Behandlungsergebnisse durchaus längerfristig waren, zeigte eine weitere Studie, in der die positiven Effekte auch noch 14 Wochen bis ein Jahr nach dem Therapieende nachgewiesen werden konnten. Sowohl Biofeedback (selbst in Verbindung mit einer kombinierten Stimmtherapie) als auch pharmakologische Behandlungen zur Unterstützung von Stimmhygieneanweisungen waren nicht erfolgreich. Die Effekte sind sowohl bei Patienten als auch beispielsweise bei stimmintensiven Berufsgruppen, wie Lehrern und Lehrerstudenten nachweisbar. Ruotsalainen et al. stellen zusammenfassend fest, dass weitere, vor allem größere und methodologisch bessere Studien durchgeführt werden müssen. Die meisten Studien waren zu klein und von niedriger methodologischer Qualität (Ruotsalainen et al. 2007).

Empfehlungen zur Behandlung von Dysphonien liegen aus dem englischsprachigen Raum seit 2005 vor, die die externe Bewertung jedoch noch nicht beinhalten, aber auf viele der genannten Studien aufbauen:

1. Vom „Royal college of speech & language therapists" liegen Klinische Leitlinien für die Sprachtherapie vor, die Aussagen zur Stimmtherapie enthalten.
2. „The Use of Voice Therapy in the Treatment of Dysphonia" stellt eine gemeinsame Zusammenfassung von der American Speech-Language-Hearing Association (Treatment Efficacy Summary for Laryngeal-Based Voice Disorders von Ramig / Verdolini 1998) und der American Academy of Otolaryngology-Head and Neck Surgery („Consensus Statement Voice Therapy in the Treatment of Dysphonia") dar.

Für den deutschsprachigen Raum hat die Deutsche Gesellschaft für Phoniatrie und Pädaudiologie (DGPP) ebenfalls 2005 Leitlinien verabschiedet.

Auffallend ist, dass Studien aus Deutschland in den internationalen Papieren keine Erwähnung finden. Dazu mag beitragen, dass deutsche Autoren kaum englisch publizieren. Auch hinsichtlich der Stimmtherapieforschung muss der durch Ritterfeld (2009) bereits für die Sprachtherapieforschung monierte Luxus einer fast ausschließlich nationalen wissenschaftlichen Diskussion kritisiert werden. In Anbetracht der Tatsache, dass die Stimmtherapie in Deutschland einen sehr hohen Stellenwert besitzt und in letzter Zeit durch diverse Publikationen neue Aufmerksamkeit erfahren hat, stellt dies eine ungute Abgrenzung von der internationalen Diskussion dar, denn nur wissenschaftliche Publikationsorgane mit einem Impactfaktor, wie beispielsweise das Journal of Voice, das Journal of Speech, Language, and Hearing Research oder das European Archiv of Otorhinolaryngology werden bei solchen Reviews berücksichtigt.

Ein Grund für die mäßige stimmtherapeutische Beteiligung an einer Stimmtherapieforschung in Deutschland mag in der zersplitterten Berufslandschaft und der damit verbundenen heterogenen Ausbildungssituation zu suchen sein. Außerdem bietet der tägliche Praxisalltag, der durch immer mehr bürokratischen Aufwand bestimmt wird, den niedergelassenen Logopäden und Akademischen Sprachtherapeuten kaum die Möglichkeit, sich wissenschaftlichen Fragestellungen zu widmen.

Deshalb müssen die Forschungsimpulse aus den universitären und Hochschuleinrichtungen kommen. Es wäre wichtig, dass Forschungsstellen an den phoniatrischen Forschungseinrichtungen auch von Akademischen Sprachtherapeuten besetzt werden, um eine Sprachtherapieforschung im klinischen Umfeld zu erlauben und die dringend nötige gemeinsame klinische Forschung von Ärzten und Therapeuten wieder aufleben zu lassen, wie sie beispielsweise in der DDR erfolgreich praktiziert wurde.

3 Zukünftige Stimmtherapiewirkungsforschung

In Anbetracht der bereits zahlreich vorliegenden Wirksamkeitsstudien geht es dabei heute nicht mehr nur um die allgemeine Frage, ob ein kausaler Zusammenhang zwischen einer stimmtherapeutischen Maßnahme und der Verbesserung der stimmlichen Leistungsfähigkeit besteht, sondern um die Frage: „Bei *wem* bewirkt *welche* therapeutische Vorgehensweise *was* und *warum*?". Dass Stimmtherapie wirkt, wissen wir also. Aber wie sie wirkt, warum sie so unterschiedlich wirkt, bei dem einen Patienten gut und bei dem anderen mit vergleichbarer Ätiologie weniger gut anschlägt, bleibt oftmals ungeklärt und offenbart m. E. vor allem diagnostische Unzulänglichkeiten.

Studien ohne Kontrollgruppen verdienen in der Regel keine Erwähnung in den maßgeblichen Leitlinien. Deshalb sind prospektiv randomisierte, kontrollierte Studien (RCTs) als Follow-up-Studien unumgänglich. D.h. die Untersuchungsgruppen müssen aus zufällig zusammengesetzten vergleichbaren Patienten- und

Kontrollgruppen bestehen. Beispielsweise werden nach einer gewissen Behandlungszeit Leistungsveränderungen einer Patientengruppe mit den Leistungsveränderungen einer vergleichbaren nicht behandelten Kontrollgruppe verglichen. Retrospektive Fall-Kontroll-Studien sind ebenfalls möglich. Dabei werden stimmgestörte Patienten mit vergleichbaren stimmgesunden Probanden in Bezug auf „auslösende", d.h. ätiologische Faktoren verglichen.

Wenn man stimmtherapeutische Arbeit hinsichtlich ihrer Effizienz bewerten will, sollte man Therapiekonzepte untersuchen, die störungsspezifisch angreifen, um gezielt die bestmögliche Behandlung für ganz bestimmte Stimmstörungen herauszufinden. Sowohl ganzheitliche, als auch spezielle, direkt an der Stimmfunktion angreifende Therapiemethoden, sollten geprüft werden. Deren Wirksamkeit könnte zunächst an gesunden, später an stimmgestörten oder stimmkranken Patienten untersucht werden.

Ganzheitliche Methoden bestehen aus Bausteinen und Etappen. Sicherlich ist es so, dass diese Teile im Ganzen wirken, aber zumindest Teilinterventionen, und -schritte ließen sich hinsichtlich ihres Veränderungspotentials in Studien evaluieren.

Der ebenfalls mögliche Einzelfallansatz ist zumindest in der internationalen Literatur für den Stimmtherapiebereich selten, dazu auch methodisch aufwendig und wird einer niedrigeren Evidenzklasse zugeordnet. Hier könnten jedoch beispielsweise Phasen mit und ohne Behandlung verglichen werden bzw. Leistungsveränderungen nach unterschiedlichen Methoden erfasst werden.

Unumgänglich ist die Messung von Langzeiteffekten, denn die Nachhaltigkeit einer therapeutischen Intervention spielt bei der Bewertung des Erfolges der stimmtherapeutischen Arbeit die entscheidende Rolle.

Eines der größten Probleme bei der Stimmtherapieforschung stellt die heterogene Vorgehensweise von Stimmtherapeuten dar. Dies erschwert die Beweisführung, dass nämlich die stimmliche Leistungsveränderung tatsächlich auf den Einfluss der Therapiemethode zurückzuführen ist, erheblich.

Ein weiterer Grund für die Schwierigkeiten des Wirkungsnachweises von Stimmtherapiemethoden ist in der Komplexität des therapeutischen Handelns zu suchen. Zum einen herrscht eine große Methodenvielfalt, die u.a. der bereits erwähnten heterogenen Ausbildungssituation in Deutschland geschuldet ist. Zum anderen entzieht sich das individuelle patientenzentrierte Vorgehen im therapeutischen Handeln, welches jeweils speziell auf die Bedürfnisse des einzelnen Patienten zugeschnitten ist und sich aus verschiedenen Methoden, Übungen, Vorgehensweisen, Abläufen zusammensetzt, der Vergleichbarkeit und lässt sich schwer in ein Untersuchungskorsett zwingen. Hier gilt es zunächst in der Stimmtherapeuten-„Community" einen Konsens über Eckpfeiler einer Stimmtherapie zu finden.

Weiterhin können diverse unspezifische Faktoren Einfluss auf das Therapiegeschehen nehmen wie zeitweise Unterbrechung der Berufsausübung wegen Krankschreibung, Urlaub oder Krankenhausaufenthalt. Dies gilt es bei der Planung von Studiendesigns zu berücksichtigen.

Das Training solch wichtiger Fähigkeiten des Patienten wie auditive Wahrnehmung und Verarbeitung, motorisches Geschick, Befähigung zur auditiv-kinästhetischen Rückkopplung (Anders 2008) zur Steigerung des Nutzens einer Therapie müsste ebenfalls Gegenstand von Wirksamkeitsstudien sein.

Eine ganz wesentliche Rolle im Therapiegeschehen kommt der Persönlichkeit des Therapeuten zu. Der Einfluss der Therapeutenpersönlichkeit ist aus Untersuchungsparadigmen schwer herauszuhalten und kann nur in multizentrischen Studien bis zu einem gewissen Grad vernachlässigt werden. Andererseits könnte jedoch gerade die Persönlichkeit der Behandler ein interessanter Untersuchungsschwerpunkt sein.

Da sich das therapeutische Vorgehen nach den ätiologischen Faktoren richtet, wird ein zukünftiges Hauptaugenmerk auf einer detaillierten Diagnostik und aussagekräftigen Befunddokumentation liegen müssen. Nur so lassen sich vergleichbare Patientenpopulationen zusammenstellen und Wirkungseffekte hypothesengeleitet, nämlich auf Basis klarer Vorstellungen darüber, was die Störung oder Erkrankung ausgelöst hat, nachweisen.

Es liegt eine große Anzahl von Messinstrumenten für die Feststellung des Therapieerfolges vor. Sie lassen bereits vielfältige Aussagen hinsichtlich der Ätiologie, Therapieplanung und Auswirkungen auf die Kommunikation zu.

Welche Parameter und Indizes aus der Fülle der diagnostischen Möglichkeiten zur Evaluation einer Stimmtherapie erhoben werden sollten, wurde schon vorgeschlagen, z. B. von Dejonckere et al. (2001). Es handelt sich dabei um einen Konsens des Komitees der Phoniater der Europäischen Laryngologischen Gesellschaft (ELS). Bis auf die Videolaryngostroboskopie sind alle anderen empfohlenen Parameter des Basisprotokolls für die funktionelle Messung der Stimmpathologie von stimmtherapeutischer Seite selbst in der Praxis messbar: perzeptive Stimmklangbeurteilung, aerodynamische Untersuchungen wie Tonhaltedauer oder der Phonationsquotient (Vitalkapazität / Tonhaltedauer /a:/), akustische Messungen, wie Periodizitätsanalysen (Jitter, Shimmer), Harmonic-to-Noise-Ratio oder Stimmfeldmessung, Dysphonia Severity Index = DSI, sowie die subjektive Bewertung durch den Patienten.

Folgt man bei Wirksamkeitsstudien jedoch diesen Empfehlungen immer in allen Aspekten, sind meist sehr hohe Stichprobengrößen nötig, um überhaupt statistisch bedeutsame Aussagen treffen zu können. Hier gilt es aus dem Pool stimmdiagnostischer Methoden jene auszuwählen, die für die spezielle Fragestellung relevant sind.

Auch wenn die auditiv-perzeptive Hörerbeurteilung im Rahmen multizentrischer Studien wegen des subjektiven Einflusses durch die Untersucher suboptimal erscheinen mag, so wird durch sie doch eine Beurteilung durch das soziale Umfeld vorgenommen, die eine nicht zu unterschätzende Rolle bei der Rehabilitation, dem Wiedereinstieg in das Berufsleben und die Patientenzufriedenheit und -motivation spielt. Außerdem haben Evans und Nawka (2008) festgestellt, dass die alleinige Beschreibung der objektiven Stimmleistungen und -eigenschaften mit dem DSI, einem der wichtigsten Indizes zur Differenzierung von Dysphonien, nicht ausreicht. Eine leichte Heiserkeit wird sensibler durch die auditive Beurteilung dokumentiert.

Persönlichkeitseigenschaften des Patienten, seine Haltung und Einstellung zur Therapie, seine Motivation und Aufgeschlossenheit, bestimmen ganz maßgeblich den Erfolg der Therapie (Anders 2008). Hier wären Messinstrumente gefragt, um diese Parameter zu erfassen. Denn auch die Zufriedenheit mit dem Therapieergebnis wird durch solche Faktoren bestimmt.

Durch die Einführung einer ICF-basierten Diagnostik und Therapieplanung muss der Wirkeffekt einer Stimmtherapie auch unter dem Blickwinkel des lebenspraktischen Nutzens beurteilt werden. Weitere Messinstrumente zur Feststellung des individuellen „benefit" durch den Patienten müssen entwickelt werden. Zur Erfassung der Teilhabe am Leben liegen kaum vergleichbare standardisierte und aussagekräftige deutschsprachige Instrumentarien vor, wie etwa im englischsprachigen Raum das Profil zur Erfassung der Stimmaktivität und -teilhabe (VAPP = Voice Activity and Participation Profile von Ma & Yiu 2001), ein Untersuchungsbogen von 28 Items, der die Wahrnehmung von Stimmproblemen, die Einschränkung der Aktivität und Teilhabe erfasst.

Letztendlich stellen aber gerade die Antworten auf diese Fragen den Schlüssel zur Zielstellung innerhalb der Therapie dar. Nicht die Wiederherstellung einer nachweislich optimierten Stimmfunktion darf dann den Endpunkt einer Therapie definieren, sondern das Erreichen der vom Patienten und Therapeuten gemeinsam definierten Therapieziele. Neben den klinisch relevanten Stimmfunktionsparametern und Leistungsprofilen, sollte deshalb zur Einschätzung des Therapieerfolges auch das Erreichen von vorher vereinbarten Therapiezielen beurteilt werden.

Das Messverfahren zur Betroffenheit der Patienten durch Stimmstörungen und -erkrankungen ist der Voice Handicap Index. Er liegt in validierter Form für die deutsche Sprache vor (Nawka et al. 2003). Die Erhebung des VHI lässt hypothetische Aussagen über die Zufriedenheit mit einem Therapieergebnis zu. Weitere Verfahren zur Erfassung der Betroffenheit der Patienten durch Dysphonie, wie der Fragebogen zur stimmbezogenen Lebensqualität (VRQOL= Voice-related quality of life-measurement von Hogikyan 1999) sind für den deutschsprachigen Raum noch endgültig aufzubereiten (Gräßel et al. 2009).

Die Nachhaltigkeit in der Stimmtherapie muss durch die Erfassung der Generalisierungen von Therapieeffekten erfasst werden. Dazu müssen nicht nur Follow-up-Designs für die Stimmtherapieforschung, sondern auch entsprechende Messinstrumente für die Therapie entwickelt werden. Bis dato werden Generalisierungseffekte meist durch Fragebögen oder Kontrolluntersuchungen erfasst.

Grundlage für eine praxis- und klinikübergreifende klinische Forschung ist eine standardisierte Anamneseerhebung und Befunddokumentation. Hier gilt es, moderne Entwicklungen, wie die ICF-basierte Befunddokumentation Tesauros, entwickelt an der Hochschule Aalen für den Bereich der Physiotherapie und Ergotherapie, aufzugreifen und für die Sprachtherapie nutzbar zu machen.

4 Zusammenfassung

Wie festgestellt wurde, muss auch die Stimmtherapie ihre Wirksamkeit anhand von Studien mit hoher Evidenz nachweisen, deren Ergebnisse zur internationalen Diskussion gestellt werden.

Um Forschungsstrukturen zu bündeln und Synergien in der Stimmtherapieforschung zu schaffen, sollten zukünftige Bemühungen zur Evaluation von Stimmdiagnostik und -therapie mehr arbeitsteilig organisiert werden und sich inhaltlich aufeinander beziehen. Dafür sollten alle Studien in ein multizentrisches Stimmtherapie-Forschungsprogramm eingebettet werden.

Die schon längst überfällige Vernetzung verschiedener Forschungsgruppen lässt sich dabei nur durch die Überwindung der für Deutschland hinderlichen Zersplitterung der stimmtherapeutischen Berufsgruppen bewältigen. Außerdem sollte die ärztliche und therapeutische Forschung weiter verzahnt und der Diskurs weiter vertieft werden. Für einige stimmgestörte Patienten ist eine zusätzliche oder alleinige psychologische Therapie nötig. Inwiefern solche psychotherapeutischen Interventionen in die Stimmtherapie integriert werden, diese ersetzen oder sie begleiten, stellt eine weitere, interdisziplinäre Herausforderung bei der Messung von Stimmtherapieerfolgen dar.

Die meisten Patienten suchen heimatnahe Stimmtherapeuten auf. Es wird eine große Herausforderung sein, die Kollegen vor Ort in Therapeutennetzwerke einzubinden, um bei der Wirkungsforschung nicht nur multizentrisch vorzugehen, sondern auch der therapeutischen Versorgungsrealität Rechnung zu tragen.

Damit die therapeutischen Berufsgruppen stärker in die Therapieforschung eingebunden werden können, sollte sich zum einen die Ausbildung von Therapeuten noch mehr an den Prinzipien der Forschung und Lehre ausrichten und Fort- und Weiterbildungen für niedergelassene Stimmtherapeuten die Standardisierung der Diagnostik, Therapie und Evaluation thematisieren.

Wissenschaftliche Wirkungsforschung steht und fällt mit der Qualität der Befunddokumentation, der Aussagekraft diagnostischer Methoden und der Transparenz des therapeutischen Handelns. Deshalb sollten aussagekräftige Messinstrumente in der Stimmdiagnostik in allen stimmtherapeutischen Praxen standardmäßig zur Anwendung kommen. Dazu müssen jedoch Voraussetzungen für Messmöglichkeiten in der Stimmtherapie geschaffen werden, die es den niedergelassenen Therapeuten ohne größeren technischen und den Praxisalltag ausbremsenden Aufwand erlauben, eine wissenschaftlichen Kriterien genügende Diagnostik durchzuführen. Dies gilt auch für eine weiter zu entwickelnde genügend aussagekräftige und leicht zu integrierende, standardisierte Befunddokumentation.

5 Welche Aufgaben kommen auf die Klinische Sprechwissenschaft zu?

Klinische Sprechwissenschaftler/-innen haben in den letzten Jahrzehnten einen bedeutenden Beitrag zur klinischen Forschung geleistet, zum Beispiel durch Grundlagenforschung auf dem Gebiet der Diagnostik (Nawka / Anders 1996, Zimmermann 1998, Nedlin 2001, Gonnermann 2007, Evans / Nawka 2008). Als Beispiele für das breit gefächerte Repertoire stimmtherapeutischer Konzepte mögen folgende Arbeiten genannt werden: Gonnermann und Thiel zur Behandlung der Stimme bei Mann-zu-Frau-Transsexualismus (2003), Thiel et al. zur Behandlung der Laryngealen Dystonie (1999), Zimmermann zur Behandlung kindlicher Dysphonien (1996) oder Schelhorn-Neise und Zimmermann zur Behandlung der Laryngealen Amyloidose (2002). Einen systematischen Überblick über funktionelle Behandlungsmethoden in der Stimmtherapie hat Anders gegeben (2008).

Damit sind wichtige Vorarbeiten zur Stimmtherapiewirkungsforschung geleistet worden. Sie stellen eine Etappe auf dem Weg zur Antwort auf die eingangs gestellte Frage dar, ob und wie Hans Krechs „Kombiniert psychologische Übungstherapie" und die anderen Stimmtherapiemethoden wirken.

Durch die Einrichtung des Master-Studiengangs Sprechwissenschaft mit der Spezialisierung „Sprach-, Sprech- und Stimmstörungen" ist am Halleschen Seminar sichergestellt worden, dass nicht nur die stimmdiagnostischen und -therapeutischen Methoden weiter vermittelt werden, sondern auch im Rahmen wissenschaftlicher Fragestellungen zur Anwendung kommen, z. B. während der Masterarbeiten.

Weitere Studiendesigns können am Seminar konzipiert, noch fehlende Diagnostikinstrumente entwickelt, Normdaten gesammelt und Vergleichsstudien durchgeführt werden. Sowohl hinsichtlich allgemeiner Wirkungsnachweise bei Gesunden beispielsweise zur Stimmprophylaxe als auch speziellen Therapiekonzepten bei störungsspezifischen Stimmerkrankten lassen sich entsprechende Forschungsprojekte initiieren. Zur Optimierung von Therapieprozessen sollten an der Schnittstelle von Klinischer Sprechwissenschaft und Rhetorik auch weitere Studien zur therapeutischen Gesprächsführung durchgeführt und Konzepte zu deren Vermittlung entwickelt werden.

Die innige Verbindung der Klinischen Sprechwissenschaft zur Stimmtherapie ist historisch gewachsen und ist in der erfolgreichen Forschung und praktischen Arbeit unserer Altvorderen und aller tätigen Klinischen Sprechwissenschaftler begründet. Bei der Zulassung Klinischer Sprechwissenschaftler sind die „Stimmstörungen" weiterhin eine wesentliche Säule, anders übrigens als in den meisten anderen Studiengängen der akademischen Sprachtherapie. Deshalb wird die Stimmtherapie und -diagnostik auch zukünftig ein inhaltlicher Schwerpunkt in der Lehre und Forschung am Halleschen Institut sein. Das bedeutet auch, dass die praxisnahe Wirkungsforschung maßgeblich von den zukünftig niedergelassenen Klinischen Sprechwissenschaftlern mit gestaltet werden muss. Dieser Herausforderung sollte und wird sich die Klinische Sprechwissenschaft stellen.

Literaturverzeichnis

Anders, L. C. (2008): Funktionelle Stimmbehandlungsmethoden. In: Nawka, T. / Wirth, G. (Hg.): Stimmstörungen. Deutscher Ärzte Verlag, Köln, 343-386.

American Speech-Language-Hearing Association (2005): The Use of Voice Therapy in the Treatment of Dysphonia [Technical Report]. Available from www.asha.org/policy.

Bassiouny, S. (1998): Efficacy of the accent method of voice therapy. In: Folia Phoniatrica et Logopedica 50, 146-164.

Bender, E. (1998): Funktionale Stimmrehabilitation nach minimal invasiver Laserresektion von Kehlkopfkarzinomen. Das Göttinger Konzept. In: Logos interdisziplinär 6, 272-281.

Carding, P. N. / Horsley, I. A. / Docherty, G. J. (1999): A study of the effectiveness of voice therapy in the treatment of 45 patients with nonorganic dysphonia. In: Journal of Voice 13, 72-104.

Cholewa, J. (2007): Fragestellungen in der Sprachtherapieforschung. In: Logos interdisziplinär 11, 107-117.

Dahl, R. / Witt, G. (2006): Analyse von Stimmparametern nach konservativer Behandlung von Larynxparesen mit konventioneller Stimmübung oder neuromuskulärer elektrophonatorischer Stimulation. In: Folia Phoniatrica et Logopedica 58, 415-426.

Dejonckere P. H. / Bradley, P. / Clemente, P. / Cornut, G. / Crevier-Buchman, L. / Friedrich, G. / van de Heyning, P. / Remarcle, M. / Woissard, V. (2001): A basic protocol for functional assessment of voice pathology, especially for evaluation of efficacy of (phonosurgical) treatments and evaluating new assessment techniques. In: European Archives of Oto-Rhino-Laryngology 258, 77-82.

Evans, R. / Nawka, T. (2008): Evaluation der Stimmtherapie von Patienten mit funktionellen Dysphonien. Vortrag auf der 25. Wissenschaftlichen Jahrestagung der DGPP, 12.-14.09.2008 in Düsseldorf. http://www.egms.de/static/de/meetings/dgpp2008/08dgpp75.shtml (22.05.2010)

Fex, B. / Fex, S. / Shiromoto, O. / Hirano, M. (1994): Acoustic analysis of functional dysphonia: Before and after voice therapy (accent method). In: Journal of Voice 8, 163-167.

Fischer M. J. / Gutenbrunner C. / Ptok M. (2009): Intensified voice therapy: a new model for the rehabilitation of patients suffering from functional dysphonias. In: International Journal of Rehabilitation Research 32 (4), 348-355.

Gemeinsamer Bundesausschuss (2005a): Heilmittelkatalog. http://www.g-ba.de/downloads/62-492-65/RL-Heilmittel-04-12-21.pdf (22.05.2010)

Gemeinsamer Bundesausschuss (2005b): Heilmittelkatalog / Zweiter Teil: Zuordnung der Heilmittel zu Indikationen. http://www.g-ba.de/downloads/17-98-1085/RL-Heilmittel-Katalog-04-12-21.pdf (22.05.2010)

Gonnermann, U. (2007): Quantifizierbare Verfahren zur Bewertung von Dysphonien. Auditiv-perzeptive Heiserkeitsbeurteilung, apparative Stimmdiagnostik und Selbsteinschätzung der Stimme. Peter Lang Verlag, Frankfurt a. M. (Hallesche Schriften zur Sprechwissenschaft und Phonetik 23).

Gonnermann, U. / Thiel, S. (2003): Zur Behandlung der Stimme bei Mann-zu-Frau-Transsexualismus. In: Anders, L. C. / Hirschfeld, U. (Hg.) Sprechsprachliche Kommunikation: Probleme, Konflikte, Störungen. Peter Lang Verlag, Frankfurt a. M. (Hallesche Schriften zur Sprechwissenschaft und Phonetik 12), 87-95.

Gräßel, E. / Hoppe, U. / Rosanowski, F. (2009): Graduierung des Voice-Related-Quality-of-Life-Index. In: HNO 57 (9), 896-901.

Hanewinkel, A. / Bilda, K. (2008): Funktionale Stimmtherapie - Göttinger Konzept. Eine kontrollierte Einzelfallstudie zur Wirksamkeit. Vortrag auf dem 37. Jahreskongress des dbl, 22.-24. 5. 2008 in Aachen. http://www.dbl-ev.de/index.php?id=1321 (15.05.2010)

Heuer, R. J. / Sataloff, R. T. / Emerich, K. / Rulnick, R. / Baroody, M. / Spiegel, J. R. (1997): Unilateral recurrent laryngeal nerve paralysis: The importance of "preoperative" voice therapy. In: Journal of Voice 11, 88–94.

Hogikyan, N. D. / Sethuraman, G. (1999): Validation of an instrument to measure voice-related quality of life (V-RQOL). In: Journal of Voice 13, 557-569.

Holmberg, E. B. / Hillman, R. E. / Hammarberg, B. / Sodersten, M. / Doyle, P. (2001): Efficacy of a behaviorally based voice therapy protocol for vocal nodules. In: Journal of Voice 15, 395–412.

Hülswitt, R. / Jurkutat, A. / Hansen, D. M. (2009): Funktionale vs. Tonale Stimmtherapie – eine Vergleichsstudie. Poster auf dem 10. Wissenschaftlichen Symposium des dbs e.V. 23./24.1.2009 in Hannover. In: de Langen-Müller, U. / Hielscher-Fastabend, M. / Kleissendorf, B. (Hg.): Sprachtherapie lohnt sich?! ProLog Verlag, Köln, 244.

Krech, H. (1954): Zur kombiniert-psychologischen Behandlung psychogener Stimmstörungen. In: Folia phoniatrica et logopedica 6, 120-125.

Krech, H. (1959): Die kombiniert-psychologische Übungstherapie. In: Wiss. Z. Univ. Halle, GSR 8, 397-430.

Lübbe, W. (2008): „Aus ökonomischer Sicht ...": Was ist der normative Anspruch gesundheitsökonomischer Evaluationen? Vortrag auf der Sitzung des Deutschen Ethikrats am 25.9.2008 in Berlin. http://www.ethikrat.org/dateien/pdf/DER_Referat_Luebbe_Allokation_080925.pdf

Ma, E. P.-M. / Yiu E. M.-L. (2001): Voice Activity and Participation Profile: Assessing the Impact of Voice Disorders on Daily Activities. In: Journal of Speech, Language, and Hearing Research 44, 511-524.

MacKenzie, K. / Millar, A. / Wilson, J. A. / Sellars, C. / Deary, I. J. (2001): Is voice therapy an effective treatment for dysphonia? A randomised controlled trial. In: British Medical Journal 22 (323), 658-661.

Martin, R. J. / Blager, F. B. / Gay, M. L. / Wood, R. P. (1987): Paradoxic vocal cord motion in presumed asthmatics. In: Seminars in Respiratory Medicine 8, 332-337.

Murry, T. / Woodson, G. E. (1992): A comparison of three methods for the management of vocal fold nodules. In: Journal of Voice 6, 271–276.

Nawka, T. / Anders, L. C. (1996): Die auditive Bewertung heiserer Stimmen nach dem RBH-System. Doppel-Audio-CD mit Stimmbeispielen (Doppel-CD und Begleitheft). Thieme Verlag, Stuttgart, New York.

Nawka, T. / Wiesmann, U. / Gonnermann, U. (2003): Validierung des Voice Handicap Index (VHI) in der deutschen Fassung. In: HNO 51, 921-929.

Nedlin, K. (2001): Neue Untersuchungen zur Beurteilung der stimmlichen Belastbarkeit: Entwicklung eines Stimmbelastungstests. Mensch und Buch Verlag, Berlin.

Pedersen, M. / Beranova, A. / Moller, S. (2004): Dysphonia: medical treatment and a medical voice hygiene advice approach. A prospective randomised pilot study. In: European Archives of Oto-Rhino-Laryngology 261 (6), 312-315.

Ptok, M. / Strack, D. (2005): Klassische Stimmtherapie versus Elektro-Stimulationstherapie bei Patienten mit einseitiger Rekurrensparese: eine randomisierte prospektive Studie. In: HNO 3 (12), 1092-1097.

Ramig, L. O. / Verdolini, K. (1998): Treatment efficacy: Voice disorders. In: Journal of Speech, Language, and Hearing Research 41 (1), 101-116.

Ramig, L. O. / Sapir, S. / Countryman, S. / Pawlas, A. A. / O'Brien, C. / Hoehn, M. / Thompson, L. L. (2001): Intensive voice treatment (LSVT®) for patients with Parkinson's disease: a 2 year follow up. In: Journal of Neurology, Neurosurgery and Psychiatry 71, 493-498.
Ritterfeld, U. (2009): Sprachentwicklungsstörungen zwischen Forschung und Interventionspraxis: ein (zugegeben subjektives) Resümee. In: de Langen-Müller, U. / Hielscher-Fastabend, M. / Kleissendorf, B. (Hg.): Sprachtherapie lohnt sich?! ProLog Verlag, Köln, 57-74.
Roy, N. (2008): Assessment and treatment of musculoskeletal tension in hyperfunctional voice disorders. In: International Journal of Speech-Language Pathology. http://www.informaworld.com/smpp/title~content=t713736271~db=all~tab=issueslist~branches=10 - v1010 (4), 195 – 209.
Roy, N. / Bless, D. / Heisey, D. / Ford, C. (1997): Manual circumlaryngeal therapy for functional dysphonia: An evaluation of short- and long-term treatment outcomes. In: Journal of Voice 11 (3), 321-331.
Roy, N. / Gray, S. D. / Simon, M. / Dove, H. / Corbin-Lewis, K. / Stemple, J. C. (2001): An evaluation of the effects of two treatment approaches for teachers with voice disorders: a prospective randomized clinical trial. In: Journal of Speech, Language, and Hearing Research 44 (2), 286-296.
Roy, N. / Weinrich, B. / Gray, S. D. / Stemple, J. C. / Sapienza, C. M. (2003): Three treatments for teachers with voice disorders: A randomized clinical trial. In: Journal of speech, language, and hearing research 46, 670-688.
Ruotsalainen, J. H. / Sellman, J. / Lehto, L. / Jauhiainen, M. / Verbeek, J. H. (2007): Interventions for preventing voice disorders in adults. Cochrane Database of Systematic Reviews Issue 3.
Sackett, D. L. / Rosenberg, W. M. / Gray, J. A. / Haynes, R. B. / Richardson, W. S. (1996): Evidence based medicine: what it is and what it isn't. In: British Medical Journal 312, 71-72.
Schelhorn-Neise, P. / Zimmermann, S. (2002): Therapie der Laryngealen Amyloidose. In: Krech, E.-M. (Hg.): Sprach-, Sprech- und Stimmstörungen – interdisziplinäre Kooperation in der Therapie. Festschrift zum 65. Geburtstag von Volkmar Clausnitzer. Peter Lang Verlag, Frankfurt a. M. (Hallesche Schriften zur Sprechwissenschaft und Phonetik 6), 155-163.
Schlander, M. (1999): Rationierung oder Rationalisierung? Rationale Ressourcenallokation im Gesundheitswesen Teil 1: Warum Rationierung unvermeidlich wird. In: Medizinische Welt 50, 36-41.
Schuster, M. / Schumacher, C. / Wurzbacher, T. / Eysholdt, U. / Rosanowski, F. (2005): Ist die stationäre Stimmtherapie effektiv? Vortrag auf der 22. Wissenschaftlichen Jahrestagung der DGPP, 16.-18.09.2005 in Berlin. http://www.egms.de/static/de/meetings/dgpp2005/05dgpp003.shtml
Schönweiler, R. / Mergardt, D. / Raap, M. (2005): Pilotstudie zur Effektivität der Stimmübungstherapie mit NMEPS-Reizstrom und der Nasalierungsmethode. In: Logos interdisziplinär 13, 36-42.
Smith, M. E. / Ramig, L. O. / Dromey, C. / Perez, K. S. / Samandari, R. (1995): Intensive voice treatment in Parkinson disease: Laryngostroboscopic findings. In: Journal of Voice 9, 453–459.
Speyer, R. / Wieneke, G. / Dejonckere, P. (2004): Documentation of progress in voice therapy: perceptual, acoustic, and laryngostroboscopic findings pretherapy and posttherapy. In: Journal of Voice 18, 325-340.

Sonntag, D. (2007): Evaluation von Heilmitteln durch den G-BA: Beispiel Hippotherapie. http://www.egms.de/static/en/meetings/ebm2007/07ebm031.shtml (15.05.2010)

Thiel, S. / Woldag, K. / Hänsch, U. / Woldag, H. / Meister, E. F. (1999): Laryngeale Dystonie - medizinische und stimmtherapeutische Therapiekonzepte. In: Krech, E.-M. / Stock, E. (Hg.): Sprechwissenschaft - Zu Geschichte und Gegenwart. Peter Lang Verlag, Frankfurt a. M. (Hallesche Schriften zur Sprechwissenschaft und Phonetik 3), 363-372.

Voigt-Zimmermann, S. / Werner, R. (2009): Die un(v)ermessliche Wirksamkeit der Stimmtherapie – Praxisbeispiele in der wissenschaftlichen Betrachtung. In: de Langen-Müller, U. / Hielscher-Fastabend, M. / Kleissendorf, B. (Hg.): Sprachtherapie lohnt sich?! Zum aktuellen Stand der Evaluations- und Effektivitätsforschung in der Sprachtherapie. ProLog Verlag, Köln, 185-213.

Woo, P. / Casper, J. / Colton, R. / Brewer, D. (1994): Diagnosis and treatment of persistent dysphonia after laryngeal surgery: A retrospective analysis of 62 patients. In: Laryngoscope 104, 1084-1091.

Wuyts, F. L. / de Bodt, M. S. / Molenberghs, G. / Remacle, M. / Heylen, L. / Millet B. / Van Lierde, K. / Raes, J. / Van de Heyning, P. H. (2000): The Dysphonia Severity Index: An objective measure of vocal quality based on a multiparameter approach. In: Journal of Speech, Language, and Hearing Research 43, 796–809.

Ylitalo, R. / Hammarberg, B. (2000): Voice characteristics, effects of voice therapy, and long-term follow-up of contact granuloma patients. In: Journal of Voice 14, 557–566.

Zimmermann, S. (1996): Zur Prophylaxe und Therapie kindlicher Stimmstörungen. In: Lemke, S. / Thiel, S. (Hg.): Sprechen Reden Mitteilen. Ernst Reinhardt Verlag, München, Basel. (Sprache und Sprechen 32), 98-103.

Zimmermann, S. (1998): Untersuchungen zu quantitativen Stimmerkmalen schwerhöriger und gehörloser Kinder im Vergleich zu normalhörenden Kindern. Peter Lang Verlag, Frankfurt a. M. et al.

http://juris.bundessozialgericht.de/cgi-bin/rechtsprechung/document.py?Gericht=bsg&Art=en&nr=11349

http://www.cochrane.de/de/gradesys.htm (22.05.2010)

http://www.cochrane.de/de/guidelines.htm (22.05.2010)

http://www.ebm-guidelines.de/index.php?&akt=76&sub1=52&sub2=55&sub3=76 (22.05.2010)

http://www.entnet.org/Practice/policyDysphoniaVoiceTherapy.cfm (15.05.2010)

http://www.htw-aalen.de/studium/studienundabschlussarbeiten.popup.php?abid=315 (24.05.2010)

http://www.rcslt.org/members/publications/RCSLT_Clinical_Guidelines.pdf (24.05.2010)

Dr. phil. Susanne Voigt-Zimmermann
Abt. Sprechwissenschaft und Sprecherziehung am ZSL
Neuphilologische Fakultät
Ruprecht-Karls-Universität Heidelberg
Plöck 79-81
D-69117 Heidelberg

Craniomandibuläre Dysfunktion und Klinische Sprechwissenschaft – Wie passt das zusammen?

Regine Werner, Halle

Seit einigen Jahren arbeite ich als Cotherapeutin im Halleschen Zentrum für temporomandibuläre Regulation. Durch die Zusammenarbeit mit verschiedenen Berufsgruppen im Zentrum beschäftigte ich mich mit dem Krankheitsbild Craniomandibuläre Dysfunktion und einem eventuellen Zusammenhang zu Stimmstörungen, die begleitend durch Fehlspannungen im Kehlkopfbereich auffällig werden.

1 Was ist eine Craniomandibuläre Dysfunktion, genannt CMD?

Der Begriff „Craniomandibuläre Dysfunktion" leitet sich von „Cranium" – dem Schädel, „Mandibula" – dem Unterkiefer und „Dysfunktion" – der Fehlfunktion ab und bezeichnet die Erschöpfung der Regulationsfähigkeit, die im Zusammenspiel von Ober- und Unterkiefer, bedingt durch eine Fehlfunktion der Zähne, der Kiefergelenke und der Kiefermuskulatur entstehen kann (Kares et al., 2003).

Diese können zu einer ungünstigen Körperhaltung führen, die ganzkörperlich Muskelverspannungen, Gelenkbelastungen und Funktionsstörungen zur Folge haben kann, denn ab- und aufsteigende Funktionsketten verbinden die Muskulatur der Kauebene über Nacken, Schultergürtel, Becken, Knie mit den Füßen. Mancher Körper besitzt die Möglichkeit, die veränderte Schulter- oder Beckenhaltung zu kompensieren, anderen jedoch gelingt dieses nicht.

Anhand einer Symptomliste Craniomandibulärer Dysfunktionen (Kares et al., 2003) werden die Bereiche auffällig, die in Mitleidenschaft gezogen sein können. Uns interessiert besonders der Bereich, der auf stimmliche Veränderungen, bzw. auf Missempfindungen im Hals- und Kehlkopfbereich hindeutet.

2 Welcher Zusammenhang besteht zwischen der CMD und der Stimmfunktion?

Konzentrieren wir uns zunächst auf die Halswirbelsäule. Im Gegensatz zur Brustwirbelsäule, bei der die Wirbel durch Brustbein und Rippen fixiert sind, muss die Halswirbelsäule jede Bewegung abfedern und ausgleichen. So kommt es in diesem Bereich besonders häufig zu Fehlbelastungen, schmerzhaften Bewegungseinschränkungen, zum Teil mit ausstrahlenden Symptomen wie Muskelverspannungen im Schulter-Nacken-Bereich, Schmerzen in Armen und Händen, sowie Kopfschmerzen oder Schwindelanfällen.

Das Zungenbein steht dynamisch mit dem Unterkiefer, mit dem Rumpf und mit dem Kehlkopf in Verbindung. Gleichzeitig bestehen Verbindungen zur Schädelbasis und der Zungenmuskulatur. Ein Spannungsfeld zwischen Kopf, Hals und Rumpf zeichnet sich ab.

Die physiologische Phonation ist verschiedensten Störeinflüssen ausgesetzt. Zu stimmlichem Missbrauch kann es in vielen Fällen auch in psychisch belastenden Situationen kommen, die sich in einer gepressten oder unterspannten Phonation zeigen.

Die erste Befragung eines Patienten zielt auf die Beschwerden ab, die ihn zur Konsultation eines Facharztes geführt haben. Während des Gespräches erhebe ich den Stimmstatus. Dazu gehört für mich die Ermittlung der mittleren Sprechstimmlage, die ich zur Stimmlippenlänge und damit zur Indifferenzlage in ein Verhältnis setze. Ich beurteile die Tragfähigkeit, den Ansatz, die Stimmeinsätze, die Phonationsatmung, den Stimmsitz und andere Auffälligkeiten des Stimmklanges.

Bei Bedarf werden Teile des Gespräches aufgenommen und dem Patienten vorgespielt, um den Zusammenhang zwischen Stimmklang, der Funktion des Kehlkopfes bei Respiration und Phonation und dem Zusammenhang zu den Beschwerden zu erläutern. Gleichzeitig erfahre ich im Gespräch eventuelle Störfelder, die zur Auslösung der Beschwerden geführt haben können.

Mögliche Ursache für eine Stimmstörung können auch Fehlspannungen sein, die sich aus dem Haltungssystem aus Füßen, Becken und Wirbelsäule in den Kehlkopfbereich auswirken. Sollte sich der Verdacht über eine vorliegende Fehlspannung / eventuell eine CMD erhärten, verfahre ich folgendermaßen:

Ich kontrolliere die Haltung des Patienten im Stehen und Sitzen, gegebenenfalls auch im Liegen. Dabei achte ich zum Beispiel auf

- eventuelle **Rotationen** im Schulter – oder Beckenbereich,
- eine **Schiefstellung** des Beckens oder einen schiefen Schultergürtel mit eventuell vorfallenden Schultern,
- die **Atembewegung** in Ruhe und während des Sprechens,
- **muskuläre Verspannungen** im Bereich des M. trapezius, der Mm. scaleni, des M. sternocleidomastoideus, eventuell des M. masseter, der hinteren Halsmuskulatur, des M. pterygoideus medialis, des M. pterygoideus lateralis, des M. mentalis,
- die **Kopfhaltung** in der Front und von der Seite,
- die **Aufrichtung** des Körpers und die Körperspannung,
- die **Bewegung des Unterkiefers** bei der Mundöffnung,
- den Grad der **Mundöffnung** beim Sprechen,
- die **Zahnstellung** bezüglich der Mittellinie und eventuelle **Abrasionen** an den Zähnen,
- die **Zunge** bezüglich eventueller Zahnimpressionen und Spannungsauffälligkeiten,
- die Gleichzeitigkeit der Öffnung in den **Kiefergelenken**.

Bei Auffälligkeiten greife ich meistens auf die Symptomliste für CMD (erweitert nach Kares et al., 2003) zurück, um die Hauptbereiche der Beschwerden und den Leidensdruck des Patienten zu erfassen.

Folgende Symptome werden bezüglich der Häufigkeit ihres Auftretens bewertet:

- Pressen oder Knirschen der Zähne,
- Zahnschmerzen oder empfindliche Zahnhälse,
- Zahnfleisch geht zurück,
- Zahnwanderung,
- Zahnlockerung,
- Zahnabrasionen,
- Schmerzen in den Kiefergelenken,
- Knacken oder Reibegeräusche der Kiefergelenke,
- Geht der Mund nicht richtig auf?
- Kieferschmerzen,
- Verspannung morgens beim Aufwachen,
- Kopfschmerzen,
- Nackensteifigkeit,
- Nackenschmerzen,
- Gesichtsschmerzen,
- Druck auf dem Kopf,

- Berührungsempfindlichkeit von Haaren und Kopfhaut,
- Ohrgeräusche (Tinnitus),
- Hörminderung,
- Ohrenschmerzen,
- Ohr zu oder juckend,
- Schwindel,
- Augenflimmern,
- Schmerzen hinter den Augen,
- Doppeltsehen,
- Lichtempfindlichkeit,
- Sehstörungen,
- Schluckbeschwerden,
- Heiserkeit,
- Halsschmerzen,
- Räusperzwang,
- Stimmveränderung,
- Kloßgefühl,
- Schulterschmerzen,
- Taubheitsgefühl in den Armen / Fingern,
- Rückenschmerzen,
- Gelenkschmerzen,
- Stress – familiär oder beruflich,
- Stimmungsschwankungen,
- Kontrolle des Schulterblicks,
- Dokumentation eventueller Zahnabdrücke am Zungenrand,
- Bandscheibenprobleme,
- Kieferorthopädische Behandlungen in der Vergangenheit,
- Becken-, Knieprobleme.

Diese Symptomliste wird dem Patienten in Abständen zum Ausfüllen vorgelegt. Man erhält so eine kleine Verlaufskontrolle bezüglich der Häufigkeit bzw. des Grades der Beschwerden.

Die Liste ist hier nicht vollständig aufgeführt, gibt aber sicher einen kleinen Überblick der Fachbereiche, die in eine Therapie involviert sein können.

Genauere Informationen über den Muskeltonus und die Beweglichkeit entnehme ich einer **manuellen Befundung**. Dabei liegt der Patient und ich taste Spannungen im Bereich der Atem-, Phonations- und Artikulationsmuskulatur ab, bzw. überprüfe die Differenz zwischen den Spannungen der Körperhälften.

Im parallel stattfindenden **Beratungs- bzw. nachfolgenden Auswertungsgespräch** wird entschieden, wie ein weiteres mögliches Vorgehen aussehen könnte, um die Stimmtherapie effektiv zu gestalten.

Dabei versuche ich, die gewonnenen Informationen bezüglich der Beschwerden des Patienten, der Stimmmerkmale und ihrer möglichen Ursache in den vorliegenden Fehlspannungen für den Patienten leicht verständlich darzubieten und mit ihm gemeinsam einen möglichen **Behandlungsplan** zu entwickeln. Dieser basiert dann auf der zu initiierenden interdisziplinären Zusammenarbeit der folgenden Fachbereiche:

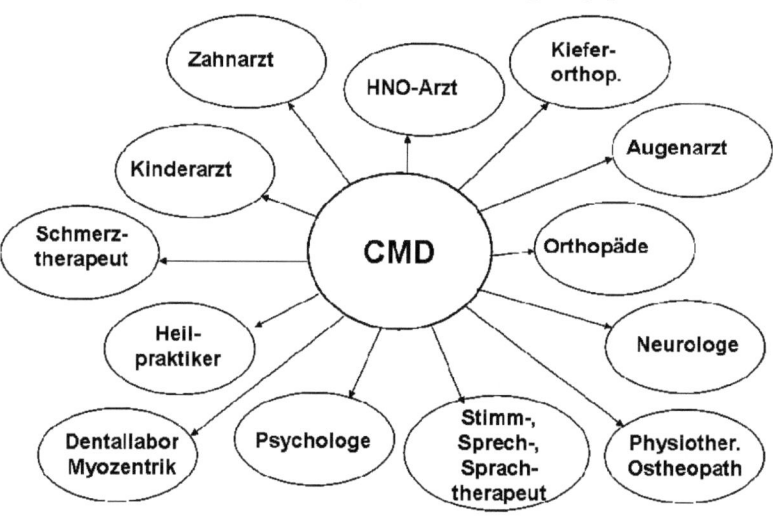

Abb. 1: Berufsgruppen, die an der Behandlung von CMD beteiligt sein können
(Voigt-Zimmermann / Werner 2009)

Auf dem folgenden Bild ist eine Patientin bei einem Teilausschnitt der Fotometrie zu sehen. Sie trägt ein Headlinegerät. Die junge Frau ist Studentin und strebt einen stimm- und sprechintensiven Beruf an.

Deutlich wird die Kopfvorhaltung, eine Schwellung im Übergang von der Halswirbelsäule zur Brustwirbelsäule, es kann hier von Verspannungen im Bereich des M. trapezius und des M. sternocleidomastoideus ausgegangen werden.

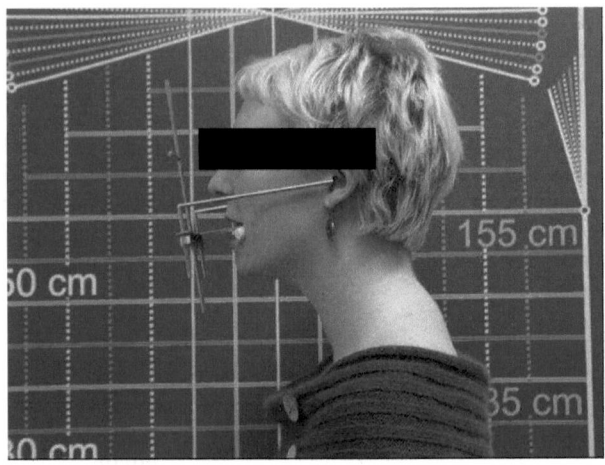

Abb. 2: Patientin Fotometrie

Die vollständige fotometrische Auswertung der neuromuskulären Funktionsuntersuchung im „Halleschen Zentrum für temporomandibuläre Dysregulationen" ergab unter anderem:

- Kopfvorhaltung,
- laterale Fehlstellung des Kopfes,
- Arminnenrotation rechts,
- Senkfuß,
- Gewichtsverlagerung auf den Vorderfuß,
- Torsionsskoliose,
- Atlasblockade,
- Innenrotation des rechten Beines,
- Beinlängendifferenz,
- Beckenverwringung.

Beim Ausfüllen der Symptomliste für CMD fielen folgende Bereiche der verstärkten Beschwerden sofort ins Auge:

- Pressen oder Knirschen der Zähne,
- Zahnwanderung,
- Räusperzwang,
- Schulter- oder Rückenschmerzen.

Die Stimme kann wie folgt beschrieben werden:

Der Stimmansatz ist nicht sicher brustig, d.h. der Brustresonator ist nicht sicher angekoppelt. Sie kompensiert über eine „halsige" Anstrengung. Die Stimme klingt zu fest, verlagert, zum Teil angestrengt, zum Teil sind pathologische Einsätze hörbar.

Eine Aufgabe zur Bewertung der Zungenkraft war, die Zunge herauszustrecken, ohne, dass sie auf der unteren Zahnreihe aufliegt oder durch die Unterlippe hoch gedrückt wird. Zu sehen ist, dass die Zungenspitze der Patientin sehr aktiv, die Zungenmitte schwach ist, der M. mentalis oft angestrengt zur Unterstützung genommen wird.

Weitere Auffälligkeiten sind die Kopfvorhaltung, die Spannung im rechten Arm, eine insgesamt eher schlaffe, in sich verdrehte Haltung.

Es besteht eine Dysbalance im myofunktionellen Bereich mit fast permanenter Anspannung des M. mentalis, nach außen gerollter Unterlippe, Schwäche in der Zungenmuskulatur, schwache Zungenmitte. Typisch ist auch das häufige Befeuchten der Lippen.

Ihr „eher auffälliger" Voice-Handicap-Index von 32 deutet nach Rosanowski et al. (2007) auf eine deutliche Betroffenheit vom Grad 2 (0 = sicher unauffällig bis 3 = sicher auffällig) hin.

Durch Betrachtung der aufsteigenden bzw. absteigenden Funktionsketten ergeben sich die diagnostischen und therapeutischen Fragen:

- Wie steht der Kopf auf der Halswirbelsäule?
- Welchen Spannungen sind Stimm- und Artikulationsapparat ausgesetzt?
- Wie könnte eine effektive Stimmtherapie für diese Patientin aussehen?

Es wurden zusätzlich zu Übungen **zur Vorverlagerung des Stimmansatzes** und Verbesserung der **Stützfunktion** auch **manuelle Übungen** zum Ausgleich der muskulären Fehlspannungen und zur Mobilisierung knorpeliger Strukturen durchgeführt.

Ziel war ein möglichst entspannter Zustand im Bereich der Atem-, Phonations- und Artikulationsmuskulatur, der ohne größere Konzentration für die Patientin eingestellt und für die Zeit der Phonation gehalten werden kann.

Eine **myofunktionelle Therapie** schloss sich an, um auch die Artikulationsbewegungen zu eutonisieren und um artikulatorische Kompensationsmechanismen auszuschließen.

Angestrebt wurde weiterhin eine begleitende manuelle Therapie zum Lösen der Blockierungen, damit die Muskulatur durch die veränderte skeletale Situation im lockeren Zustand bleiben kann.

Dadurch hätte eine Stimmfunktionstherapie schneller zum Erfolg führen können. Übungen zur verbesserten Stützfunktion hätten dann aufgrund der aufrechteren Körperhaltung leichter und effektiver umgesetzt werden können. Ein Ausgleich der muskulären Dysbalance führt zwangsläufig zur Lockerung im Hals-, Kehlkopf-, Nackenbereich.

Kontinuierliche stimmliche Selbsteinschätzung und Rückkopplung ermöglichten es, dass entspannte, kräftige Töne als solche wahrgenommen und auch spontan möglichst oft reproduziert wurden. Dies gelingt erfahrungsgemäß wesentlich leichter im gelockerten System.

Nach der myofunktionellen Therapie, der manuellen Stimmtherapie (vgl. Münch 2006) und der Stimmfunktionstherapie wurde die Patientin nochmals aufgefordert, den Fragebogen zum Voice Handicap Index auszufüllen. Es ergab sich ein Wert von 18 Punkten. Dieser Wert entspricht dem Betroffenheitsgrad 1 und wird mit „eher unauffällig" beschrieben.

Sie gab im Auswertungsgespräch an, dass ihr die manuell unterstützte Therapie sehr geholfen hat, sich selbst Spannungszustände bewusst zu machen. Die Gespräche nahmen ihr den Erfolgsdruck und sie kann ihren Stimmklang sehr gut annehmen.

Die myofunktionelle Therapie wurde erfolgreich abgeschlossen.

3 Zusammenfassung

Bei der Behandlung von Patienten mit funktionellen Dysphonien ist eine zunehmende Anzahl der Patienten mit Verspannungen im Haltungs- und Atemsystem bzw. mit Dysbalancen im orofazialen Bereich, deren Ursachen im craniomandibulären Bereich zu suchen sind, zu vermerken.

Das Erkennen dieser Störungen erfordert eine umfangreiche Diagnostik, die zumeist nicht allein vom Klinischen Sprechwissenschaftler vorgenommen werden kann. Hilfreich ist die interdisziplinäre Zusammenarbeit mit dem Zahnarzt, der auf diesem Gebiet Erfahrungen hat, dem Orthopäden oder Facharzt für physikalische und rehabilitative Medizin, dem Manualtherapeuten mit Erfahrungen in der Kiefergelenksbehandlung, dem Osteopathen; diese Aufzählung ist nicht vollständig!

Ein Therapieplan sollte unter Beachtung der Komplexität des Störungsbildes erstellt werden, in Abstimmung mit dem Patienten und unter Beachtung seiner finanziellen und zeitlichen Möglichkeiten. Sollte sich eine Behandlung der Craniomandibulären Dysfunktion nicht bewerkstelligen lassen, sollte auf jeden Fall mit den bekannten Techniken aus der myofunktionellen Therapie, der Atem- und Stimmfunktionstherapie an den Symptomen der Dysphonie begonnen werden.

Meine Erfahrungen der letzten Jahre zeigen, dass die Behandlung dann zum einen länger dauert und zum anderen unter Umständen haltungsverbessernde Hinweise für den Patienten schwerer umzusetzen sind. Auf Stimmfunktionsübungen sollte in keinem Fall verzichtet werden.

Literaturverzeichnis

Kares, H. / Schindler, H. / Schöttl, R. (2003): Der etwas andere Kopf- und Gesichtsschmerz. Craniomandibuläre Dysfunktionen - CMD. Schlütersche GmbH & Co. KG, Hannover.
Münch, G. (2006): Die erweiterte Manuelle Stimmtherapie mit neuen Techniken. Schultz-Kirchner-Verlag, Idstein.
Rosanowski, F. / Gräßel, E. / Hoppe, U. (2007): Graduierung des Voice Handicap Index VHI. http://www.egms.de/static/de/meetings/hnod2007/07hnod480.shtml (14.01.11), 78. Jahresversammlung der Deutschen Gesellschaft für Hals-Nasen-Ohren-Heilkunde, Kopf- und Hals-Chirurgie e. V. 16.05. - 20.05.2007, München. German Medical Science, Düsseldorf.
Voigt-Zimmermann, S. / Werner, R. (2009): Die un(v)ermessliche Wirksamkeit der Stimmtherapie – Praxisbeispiele in der wissenschaftlichen Betrachtung. In: de Langen-Müller, U. / Hielscher-Fastabend, M. / Kleissendorf, B. (Hg.): Sprachtherapie lohnt sich?! Zum aktuellen Stand der Evaluations- und Effektivitätsforschung in der Sprachtherapie. Prolog; Köln; 185-213.

Regine Werner
Klinische Sprechwissenschaftlerin, Logopädin
Praxis für Stimm-, Sprech- und Sprachtherapie
Kaulenberg 5
D-06108 Halle

Mit Musik geht alles leichter –
Kann Musik die Stimmtherapie effizienter machen?

Ulrike Nespital, Halle

Die hier beschriebene Untersuchung bezieht sich auf die auditive Wahrnehmung von Musik und deren Auswirkungen auf die Sprechstimmgebung. Im Mittelpunkt steht der Einfluss der Gesangsstimme.

Dabei handelt es sich speziell um den funktionellen Nachvollzug von Gesangsstimmen, welcher sowohl in einer empirischen Pilotstudie im Rahmen der Diplomarbeit als auch aktuell im Rahmen einer Promotionsstudie untersucht wurde bzw. wird.

1 Untersuchungsgegenstand: Funktioneller Nachvollzug der physiologischen und der unphysiologischen Gesangsstimme

Die Theorie des Carpenter–Effekts, später auch ideomotorisches Gesetz oder Ideo-Real-Gesetz genannt, geht auf den englischen Physiologen und Naturforscher William Benjamin Carpenter zurück. Als Carpenter–Effekt werden „wahrgenommene (oder vorgestellte) Bewegungen" (Dorsch 1994, 126) beschrieben, welche „zum Mitvollzug der Bewegungen" (ebd.) führen. Das bedeutet, dass alles, was der Mensch sieht oder denkt, die Tendenz zur Ausführung auslöst, welche sich eben in diesen Bewegungen äußert. Dieser Vorgang des Mitvollzugs von Bewegungen wurde später von James als psychische Gesetzmäßigkeit ausgegeben und von Hellpach erweitert. Hellpach ergänzte den Carpenter-Effekt mit der Aussage, dass jeder subjektive Erlebnisinhalt einen Antrieb zu seiner objektiven Verwirklichung mit einschließt. Mit dieser Aussage meint Hellpach nicht nur Bewegungen, sondern auch Gefühlsansteckung, Ausdrucksübertragung, ideomotorische Vorstellungen sowie Handlungen, Suggestion und Hypnose (vgl. Dorsch 1994, 341).

Im Jahre 1907 beschrieb Lipps die Theorie des Carpenter-Effekts als einen Effekt der unbewussten Nachahmung. Nach Lipps laufen Einfühlungsprozesse immer aktiv und ganzheitlich ab. Während des psychischen Erlebens bzw. der Einfühlung entstehen beim Menschen gleichzeitig beobachtbare körperliche Affektbewegungen, welche zwar angeboren sind, aber erst durch Lernprozesse bedeutend werden (vgl. Gassner 2006, 61 f.; Nespital 2008, 40 ff.). Kann der Beobachter beispielsweise die Bewegung eines Akrobaten nicht körperlich nachahmen, vollzieht sich die beobachtete Bewegung als innerer Nachvollzug, demnach als Nachahmung in seiner Vorstellung. Im „Moment der vollkommenen Verwirklichung des kinästhetischen Bildes" (ebd., 25) ist der Beobachter von seinem Nachahmungsbestreben befreit und erlöst. Dabei verweist Lipps darauf, dass der Beobachter sich zwar mit der beobachteten Person identifiziert, sich aber nicht mit dieser identisch fühlt (vgl. Matzker 1991, 23 ff.; Nespital 2008, 40 ff.).

Ebenso wie die auditive Wahrnehmung ist auch die Nachahmung unabdingbar für den funktionellen Nachvollzug von Gesangsstimmen. Ohne die Nachahmung würde der Mensch nicht mitfühlen können. Der Mensch braucht Vorbilder, welche in dieser Untersuchung die physiologische Gesangsstimme als positives Vorbild darstellen soll. Nach Geissner entwickelt sich beim Menschen im Säuglingsalter durch die Nachahmung anderer Stimmen der eigene persönliche Stimmklang. Um die individuelle Stimme zu entwickeln, muss sich der Mensch zunächst mehrere Stimmen durch Assimilationen aneignen. „In Wirklichkeit habitualisieren Lernende nur sprecherische oder sängerische Muster, ehe sie – vielleicht einmal – Eigenes finden" (Geissner 2006, 36). Somit werden nach Geissner Ausdrucksformen und Stimmmerkmale gesellschaftlich konstruiert und imitativ übernommen (vgl. ebd., 31 ff.). Dennoch ist die Nachahmung eines Stimmvorbilds nach Geissner nicht gleichzusetzen mit dem Nachahmen der Persönlichkeit des Stimmvorbilds. „Damit ist keineswegs gemeint, sie wären Identitätsmodelle. Seine Identitäten kann jeder Mensch nur selber suchen" (ebd., 37; Nespital 2008, 13 ff.).

Für die vorliegende Untersuchung bedeuten die Theorien der Nachahmung, dass, obwohl jeder Proband seinen individuellen Stimmklang vollständig entwickelt hat, die Nachahmung dennoch in allen Bereichen der Umwelteinwirkungen unbewusst erfolgt. Somit können die vorgespielten Gesangswerke bei den Probanden eine unbewusste Nachahmung im Sinne von Piaget oder des Carpenter-Effekts auslösen (vgl. ebd.). Es handelt sich um die erste empirische Untersuchung, die den funktionellen Nachvollzug der physiologischen und der unphysiologischen Gesangsstimme erforscht. Gemeint ist ein intuitives Nachempfinden des Spannungszustandes der Respirations-, Artikulations- und Phonationsorgane des Sängers. Durch dieses Nachempfinden stellt sich beim Hörer dieser

Spannungszustand ein und führt durch das physiologische Gesangsstimmvorbild zu einer entspannteren und physiologischeren Stimmgebung. Natürlich kann dieser Effekt bei einem unphysiologischen Gesangsvorbild auch eine Stimmverschlechterung beim Hörer hervorrufen.

2 Pilotstudie zum funktionellen Nachvollzug der physiologischen und unphysiologischen Gesangsstimme

In der im Rahmen der Diplomarbeit durchgeführten Pilotstudie zum funktionellen Nachvollzug wurden 10 männliche Probanden mit einer funktionellen Stimmstörung untersucht. Es wurden bei jedem Probanden Stimmaufnahmen vor und nach dem Einfluss der physiologischen Gesangsstimme durchgeführt, um diese Aufnahmen auditiv beurteilen und vergleichen zu können. Außerdem wurde dem jeweiligen Probanden anschließend eine unphysiologische Gesangsstimme vorgespielt. Anschließend wurden nochmals Stimmaufnahmen gemacht. Als physiologische Gesangsstimme wurden drei Kunstlieder von Schumann und Kreutzer, gesungen von dem Tenorsänger Peter Schreier, verwendet. Für die unphysiologische Gesangsstimmgebung wurde ein Song des Bluessängers Tom Waits gewählt.

Die Darbietung der Gesangsstimmen erfolgte über Kopfhörer, während der entsprechende Proband bei gedimmtem Licht und Kerzenschein in einem Sessel saß und damit die Möglichkeit hatte, sich zu entspannen. Mit der erzeugten Entspannungsatmosphäre wurde beabsichtigt, dass der entsprechende Proband, während er über Kopfhörer der klassischen Gesangsstimme lauschte, keiner Reizüberflutung ausgesetzt ist und die im Raum erzeugte „Gemütlichkeit" ggf. ablenkend auf ihn wirkte (vgl. Nespital 2008, 10 f.). Die Stimmaufnahmen der Probanden bestanden aus jeweils 1 ½ Minuten Spontansprache, dem Vorlesen des Textes „Der Nordwind und die Sonne" und dem Singen eines von vier vorgeschlagenen Volksliedern. Die auditive Auswertung erfolgte anhand des „RBH-plus"-Systems nach Anders (2000) und wurde von vier professionellen Stimmbeurteilern, welchen die Reihenfolge der Aufnahmen unbekannt war, übernommen (vgl. Nespital 2008, 52).

3 Auswertung der Pilotstudie

Da die Auswertung der vorliegenden Stimmaufnahmen ein kompetentes und langjähriges routiniertes Hör- und Beurteilungsvermögen von Stimmen erfordert, wurden die Stimmaufnahmen von vier Personen, welche in Stimmberufen arbeiten, beurteilt. Für die Auswertung der Probandenaufnahmen wurde das Beurteilungsschema „Auditive Stimmbeurteilung" („RBH-plus") nach Anders verwendet, da es das „RBH-System" (vgl. Wendler / Seidner 1977, 133 f.; Nawka / Anders 1996), welches ausschließlich zur Bewertung der „Heiserkeit" dient, um weitere relevante Stimmmerkmale erweitert. So enthält das Beurteilungsschema „RBH-plus" nicht nur das Merkmal „Heiserkeit", sondern beispielsweise auch das Merkmal der „Gespanntheit", welche, ebenso wie das Merkmal der „Behauchtheit", bei allen Stimmstörungen Normabweichungen enthalten kann. „Als Zusatzbeschreibungen erscheinen *Knarren* und *Kippeln* (als Ausdruck von Instabilität, pathologischen Schwankungen der Grundtonhöhe der Stimme), *Diplophonie* und *aphonische Einschübe* (kurzzeitiges Aussetzen des Klanggenerators) als wesentlich" (Anders 2000, 24 f.). Ebenso werden die Stimmein- und absätze, welche gepresst, behaucht und knarrend sein können, sowie der elidierte Glottisschlageinsatz, welcher bei organischen Stimmstörungen wie Stimmlippenparesen auftreten kann, im Beurteilungsschema „RBH-plus" aufgelistet. Zusätzlich wird sowohl das Merkmal „falsches Register", welches mit der Häufigkeit seines Auftretens beurteilt wird, als auch das Merkmal „MSL" (Mittlere Sprechstimmlage) aufgeführt. Bei den Merkmalen „Nasalität" und „Gespanntheit" wird die Quantität, demnach ein Zuviel oder Zuwenig beurteilt. Als weiteres Merkmal wird die „Klangfülle" aufgeführt. Die Beurteilungskriterien „etwas zu groß" und „zu groß" werden nicht verwendet, „da sie fälschlich eine unerwünschte Klangqualität suggerieren" (ebd., 25).

Für die vorliegende Untersuchung wurde das Beurteilungsschema „RBH-plus" um das Merkmal des allgemeinen Eindrucks der sprecherischen bzw. sängerischen Qualität erweitert und auf einer Skala von 1 (sehr schlecht) bis 10 (sehr gut) beurteilt. Dies erfolgte für den Fall, dass zwar keine Veränderungen von stimmlichen Parametern feststellbar waren, dennoch aber eine subjektiv eingeschätzte allgemeine Veränderung der stimmlichen Qualität auffiel (vgl. Nespital 2008, 66 f.).

3.1 Ergebnisse der Pilotstudie

Die Ergebnisse der Pilotstudie zeigen u. a. nachweisbare Zusammenhänge bei zwei Merkmalen sowie Tendenzen bei 3 Merkmalen. Somit konnte der funktionelle Nachvollzug sowohl in Bezug auf die physiologische als auch auf die unphysiologische Gesangsstimme nachgewiesen werden.

3.2 Nachweisbare Zusammenhänge der auditiven Stimmbeurteilung

Aus den einzelnen Auswertungen der vier Beurteiler/-innen wurden, mit Hilfe des SPSS-Statistik-Programms 15.0, die jeweiligen Mittelwerte der entsprechenden Merkmale des Beurteilungsschemas „RBH-plus" errechnet. Dabei ergaben sich bei bestimmten Merkmalen sowohl nach dem Einfluss der physiologischen Gesangsstimme als auch nach dem Einfluss der unphysiologischen Gesangsstimme signifikante Stimmveränderungen bei den Probanden. Das bedeutet, dass der P-Wert bei diesen Merkmalen unter 5 Prozent liegt und damit eine Signifikanz auszeichnet. Die Variablen, welche die Stimmbewertungen vor dem Einfluss der physiologischen Gesangsstimme beschreiben, werden in den Tabellen und Grafiken als „vorher", die nach dem Einfluss der physiologischen Gesangsstimme als „nachher positiv" und die nach dem Einfluss der unphysiologischen Gesangsstimme als „nachher negativ" bezeichnet (vgl. Nespital 2008, 67).

3.2.1 Merkmal: Gepresste Einsätze beim Textlesen
(vorher – nachher positiv)

Die deskriptiven Statistiken des Merkmals „gepresste Einsätze" ergaben, dass der Mittelwert der gepressten Einsätze (0,7) nach dem Einfluss der physiologischen Gesangsstimme auf einen Mittelwert von 0,58 gesunken ist. Es ergibt sich eine Signifikanz von 0,025. Da die Veränderungen des Merkmals der gepressten Einsätze bei den Probanden nach dem Einfluss der unphysiologischen Gesangsstimme keine Signifikanz ergab, dennoch aber eine Tendenz (0,48) zur Verschlechterung der gepressten Stimmeinsätze erkennbar war, wurde der Nachher-Negativ-Mittelwert beim Textlesen in Abbildung 1 mit einbezogen (vgl. Nespital 2008, 67 f.).

Wie Abbildung 1 deutlich zeigt, haben sich die gepressten Einsätze beim Textlesen der Probanden von einem Mittelwert von 0,7 (vorher) auf den signifikanten Mittelwert von 0,58 (nach dem Einfluss der physiologischen Gesangsstimme) reduziert. Nach dem Einfluss der unphysiologischen Gesangsstimme stieg der Mittelwert der gepressten Einsätze, welcher dennoch keine Signifikanz aufweist, auf 0,63 an. Daraus lässt sich schlussfolgern, dass durch den funktionellen Nachvollzug der physiologischen Gesangsstimme bei den Probanden insgesamt eine Verbesserung der gepressten Stimmeinsätze stattgefunden hat. Ebenso lässt der tendenzielle, aber nicht signifikante Anstieg des Mittelwertes der gepressten Einsätze nach dem Einfluss der unphysiologischen Gesangsstimme von Tom Waits, einen erfolgten funktionellen Nachvollzug bei den Probanden vermuten (vgl. ebd., 67 ff.).

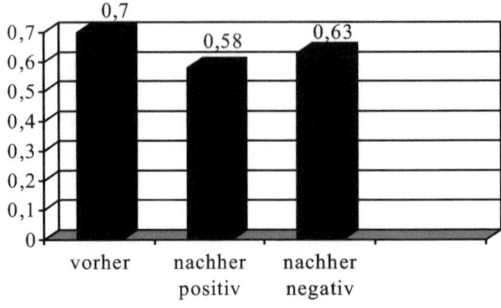

Abb. 1: Merkmal Gepresste Einsätze (im Text)

3.2.2 Merkmal: Knarrende Einsätze beim Textlesen (vorher – nachher positiv)

Aus den deskriptiven Statistiken ging hervor, dass das Merkmal der knarrenden Stimmeinsätze beim Textlesen insgesamt von einem Mittelwert von 1,53 (vorher) auf einen Mittelwert von 1,25 (nachher positiv) gesunken ist. Die knarrenden Stimmeinsätze haben sich bei acht Probanden verbessert, während sie sich bei zwei Probanden verschlechtert haben. Insgesamt ergeben diese Werte die Signifikanz von 0,03. Somit kann daraus geschlossen werden, dass der funktionelle Nachvollzug der physiologischen Gesangsstimme in Bezug auf das Merkmal der knarrenden Stimmeinsätze stattgefunden hat. Die in Abbildung 2 dargestellten Ergebnisse stellen die Beurteilungen der Textaufnahmen dar. Der Mittelwert der knarrenden Einsätze im Nachher-Negativ-Effekt zeigt zwar leichte Tendenzen zur Verschlechterung, wird aber aufgrund der minimalen Veränderungen nicht grafisch dargestellt (vgl. Nespital, 70 ff.).

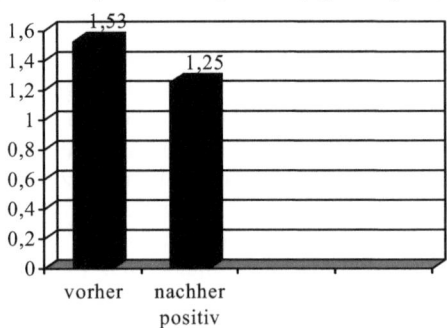

Abb. 2: Merkmal Knarrende Einsätze (im Text)

3.2.3 Merkmal: Knarren beim Textlesen (vorher – nachher positiv)

Das Merkmal „Knarren" ist, wie die deskriptiven Statistiken ergaben und das folgende Diagramm darstellt, von dem Mittelwert 1,38 vorher auf den Mittelwert von 1,13 nach dem Einfluss der physiologischen Gesangstimme gesunken. Die Ränge-Liste beschreibt, dass sechs Probanden beim Textlesen nach diesem Einfluss weniger geknarrt haben als vorher. Ein Proband hat danach beim Textlesen mehr geknarrt und bei vier Probanden blieb das Knarren unverändert. Daraus sind diese Ergebnisse mit einem Signifikanzwert von 0,05 signifikant. Damit ist die Tendenz der Verbesserung des Knarrens deutlich zu erkennen, wie in Abbildung 3 dargestellt wird (vgl. ebd., 78 f.).

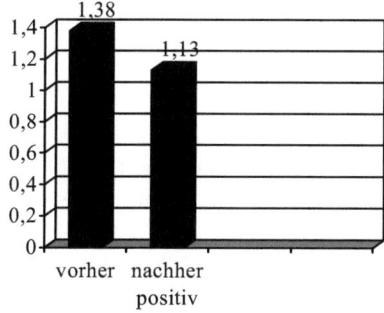

Abb. 3: Merkmal Knarren (im Text)

3.3 Relevante Ergebnisse (Tendenzen) der auditiven Stimmbeurteilung

3.3.1 Merkmal: Heiserkeit beim Liedsingen (vorher – nachher positiv)

Wie die deskriptiven Statistiken zeigten, verminderte sich der Mittelwert des Merkmals „Heiserkeit" beim Liedsingen nach dem Einfluss der physiologischen Gesangsstimme auf 0,78. Es ging hervor, dass sich bei vier Probanden die Heiserkeit im Nachher-Positiv-Effekt verbessert, bei einem Probanden verschlechtert und sich bei fünf Probanden nichts verändert hat (vgl. Nespital 2008, 74 f.).

In Abbildung 4 ist die Tendenz (P-Wert von 0,18) zur Verbesserung der Heiserkeit erkennbar, so dass davon ausgegangen werden kann, dass auch hier insgesamt ein funktioneller Nachvollzug stattfand (vgl. ebd.).

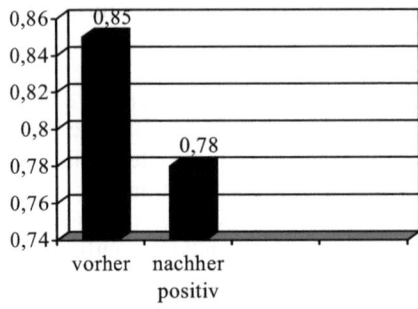

Abb. 4: Merkmal Heiserkeit (im Lied)

3.3.2 Merkmal: Behauchtheit in der Spontansprache (nachher positiv – nachher negativ)

Die deskriptiven Statistiken ergaben, dass die Behauchtheit von dem Mittelwert 0,83 vor dem Einfluss der unphysiologischen Gesangsstimme auf den Mittelwert von 0,65 nach diesem Einfluss gesunken ist. Es war erkennbar, dass sechs Probanden danach weniger behaucht und ein Proband mehr behaucht waren als vorher. Bei drei Probanden waren keine stimmlichen Veränderungen in Bezug auf die Behauchtheit festzustellen. Diese Tendenzen sind mit dem Wert 0,06 der Signifikanz sehr nahe. Da auch die Tendenzen des Nachher-Positiv-Effekts (0,14) eine interessante Veränderung aufweisen, werden diese ebenso in Abbildung 5 dargestellt (vgl. Nespital 2008, 82 ff.).

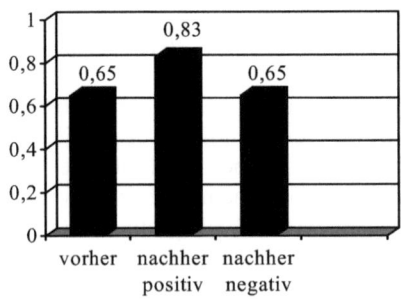

Abb. 5: Merkmal Behauchtheit (spontan)

Während der Mittelwert der Behauchtheit vor jeglicher Darbietung einer Gesangsstimme bei 0,65 liegt, steigt dieser Wert nach dem Einfluss der physiologischen Gesangsstimme auf 0,83. Nach dem Einfluss der unphysiologischen Gesangsstimme kehrt der Mittelwert der Behauchtheit auf 0,65, demnach auf den ursprünglichen Wert zurück.

Es entsteht die Frage, ob und inwieweit die physiologische Gesangsstimme die Behauchtheit der Probanden beeinflusst hat. Eine denkbare Ursache dafür könnte die klassische Gesangskunst sein, welche durch ihre entspannte und hygienische Kopfstimme bei den entsprechenden Probanden eine Entspannung der Stimmlippen hervorgerufen hat. Die Phonationsspannung wurde herabgesetzt, wodurch die Tendenz zur Schlussinsuffizienz der Stimmlippen steigt. Folglich kam es zu mehr Behauchtheit im Stimmklang der Probanden. Dies würde bestätigen, dass der funktionelle Nachvollzug insgesamt erfolgt ist.

Eine weitere Frage stellt sich bei der Betrachtung der Veränderung im Nachher-Negativ-Effekt. Die unphysiologische Gesangsstimme, welche eher rau und gepresst als behaucht und weich ist, hat vermutlich die Probandenstimmen durch den funktionellen Nachvollzug zur ursprünglichen Behauchtheit der entsprechenden Probanden zurückgeführt (vgl. ebd.).

4 Aktuelle Promotionsstudie zum funktionellen Nachvollzug der physiologischen Gesangsstimme

Trotz der geringen Probandenzahl der Pilotstudie sind deutliche Zusammenhänge und Tendenzen erkennbar. Es lassen sich jedoch noch keine allgemeingültigen Schlüsse ziehen. Somit wird nun im Rahmen der Promotionsarbeit der funktionelle Nachvollzug der physiologischen Gesangsstimme intensiver untersucht. Um allgemeingültige Aussagen machen zu können, wird die Studie auf 90 männliche und weibliche Probanden erweitert. Sie unterteilen sich in drei Gruppen. Die erste Gruppe besteht aus 30 Probanden mit einer funktionellen Stimmstörung, die zweite aus aktuellen oder ehemaligen Musikstudenten und -studentinnen und die letzte Gruppe setzt sich aus Probanden zusammen, welche weder eine funktionelle Stimmstörung diagnostiziert bekommen haben noch ein Musikstudium absolvieren oder absolvierten. Die Individualität der Gruppen liegt in den zu erforschenden Zielen der Promotionsarbeit begründet. Somit sollen nicht nur allgemeingültige Erkenntnisse zum funktionellen Nachvollzug ermittelt werden, sondern auch der Zusammenhang zwischen Musikalität und funktionellem Nachvollzug untersucht werden (siehe Kapitel 4.3).

4.1 Ablauf der Untersuchung

Die Untersuchungen fanden einzeln statt und nahmen einen zeitlichen Aufwand von etwa 60 Minuten ein. Der jeweilige Proband bzw. die jeweilige Probandin wurden grob aufgeklärt, was sie erwartet, ohne jedoch den Sinn und Zweck der Untersuchung zu nennen, um bewusst eingesetzte Stimmveränderungen zu verhindern.

Zuerst wurde ein Fragebogen zur persönlichen Einschätzung der eigenen Musikalität ausgefüllt. Dieser erfragt den individuellen Umgang mit Musik, den Stellenwert von Musik im Alltagsleben sowie musikalische Vorlieben, Fähigkeiten und Erfahrungen. Anschließend wurde der Seashore-Musikalitätstest durchgeführt, welcher rein auditiv testet und sechs Kategorien mit einschließt:

1. Tonhöhe
2. Lautstärke
3. Rhythmus
4. Tonlänge
5. Klangfarbe
6. Gedächtnis für Tonfolgen

Somit erhält man sowohl sechs verschiedene musikalische Bewertungen als auch einen Gesamtdurchschnitt der Musikalität.

Im Anschluss an diesen Test, der etwa eine halbe Stunde in Anspruch nimmt, erfolgte eine Vorher-Aufnahme. Diese wurde mit einem digitalen Aufnahmegerät aufgezeichnet, welches einen qualitativ hochwertigen Stimmklang garantiert. Parallel dazu erfolgten die Stimmaufnahmen über Headset mit einem Computer, um für die akustische Stimmanalyse einen konstanten Abstand zwischen Mund und Mikrofon zu gewährleisten. Die Probanden wurden jeweils aufgefordert, etwas spontan zu erzählen. Redeimpulse waren dabei häufig *der letzte Urlaub, Weihnachten* oder *der alltägliche Wochenablauf*. Danach wurde der Text „Der Nordwind und die Sonne" vorgelesen und anschließend eins von vier zur Verfügung stehenden Volksliedern gesungen. Bei Nichtkenntnis der vorgeschlagenen Lieder, stand es dem Probanden bzw. der Probandin frei, ein ihm bekanntes Lied vorzusingen. Nach dieser Aufnahme wurden den Probanden Kopfhörer aufgesetzt. Sie bekamen die Anweisung, sich zurück zu lehnen, die Augen zu schließen und den drei Kunstliedern, gesungen vom Tenorsänger Peter Schreier, zu lauschen. Daraufhin wurde erneut eine Nachher-Aufnahme durchgeführt, welche sich nochmals aus Spontansprache, Text und Lied zusammensetzte.

4.2 Auswertung

Die Datenmenge der 90 Probanden wird sowohl auditiv als auch akustisch ausgewertet. Die auditive Datenanalyse wird von sieben ähnlich beurteilenden professionellen Stimmbeurteilerinnen, welche durch Clustertests im Rahmen des SPSS-Analyse-Programms unter 15 männlichen und weiblichen Stimmbeurteilern ermittelt wurden, vorgenommen. Da es sich um eine sehr große Datenmenge handelt, wurde diese unter den sieben Stimmbeurteilerinnen aufgeteilt. Alle Stimmaufnahmen werden nach dem „RBH-plus"-Auswertungsbogen nach Anders ausgewertet.

Parallel dazu wird eine akustische Datenanalyse mit Hilfe des Praat-Programms durchgeführt. Dabei werden aus jeder Aufnahme fünf Vokale in ähnlicher bzw. gleicher Lautumgebung ausgewählt und deren Werte von Grundfrequenz, Jitter, Shimmer und Geräuschanteile in der Stimme (hnr-Wert) ermittelt. Aus diesen fünf Parametern werden die jeweiligen Mittelwerte der Vorher- und Nachheraufnahmen miteinander verglichen und mit Hilfe des SPSS-Statistik-Programms nachweisbare Zusammenhänge und Tendenzen berechnet. Außerdem werden die Formanten eines jeweiligen 10-sekündigen Aufnahmeausschnitts grafisch dargestellt und ebenfalls in den Vorher-Nachher-Aufnahmen analysiert. Hierbei wird ein besonderes Augenmerk auf den Frequenzbereich der jeweiligen Sängerformanten und deren mögliche Veränderungen gelegt.

4.3 Ziele der Promotionsarbeit

Insgesamt sollen mit der empirischen Studie der Promotionsarbeit weitere Zusammenhänge des funktionellen Nachvollzugs und dessen Auswirkungen auf die Sprechstimmgebung ermittelt werden, um die Ergebnisse der Pilotstudie allgemeingültig zu manifestieren.

Ebenso sollen die Zusammenhänge zwischen funktionellem Nachvollzug der physiologischen Gesangsstimme und Musikalität erforscht werden. Dabei steht die zentrale Frage im Vordergrund, ob musikalische Fähigkeiten und Erfahrungen erforderliche Voraussetzungen für das Nachempfinden einer klassischen Gesangsstimme sind. Hypothetisch ist zu erwarten, dass diese Voraussetzungen nicht erfüllt sein müssen, da es um das Nachvollziehen eines Spannungszustandes geht, welcher sich unbewusst auf den Hörer überträgt. Somit sind keine Zusammenhänge zu gesanglichen bzw. musikalischen Fähigkeiten und Erfahrungen zu erwarten. Sollte sich diese Hypothese bewahrheiten, bedeutet dies eine Chance für die funktionelle Stimmtherapie. Besonders tendenziell unmusikalische Stimmpatienten und -patientinnen haben in der bisherigen Stimmtherapie eine schlechte Prognose, da ein musikalisches Gehör und Empfinden notwendige Voraussetzungen für den Erfolg der Therapie sind.

Dennoch soll der funktionelle Nachvollzug der physiologischen Gesangsstimme nicht nur für tendenziell unmusikalische Patienten ein neuer Therapiezugang sein, sondern auch allgemein die funktionelle Stimmtherapie optimieren. Dies wird durch das Erstellen eines neuen Therapiekonzepts für funktionelle Stimmstörungen erfolgen, wobei der funktionelle Nachvollzug der physiologischen Gesangsstimme eine zentrale Rolle spielen wird.

5 Zusammenfassung

Da im Rahmen der Pilotstudie festgestellt werden konnte, dass der funktionelle Nachvollzug der physiologischen und unphysiologischen Gesangsstimme beim Textlesen und in der Spontansprache tendenziell erfolgt ist, stellen sich nun die Fragen, inwieweit diese Ergebnisse eine allgemeine Gültigkeit tragen und welche Aspekte näher erforscht werden müssen.

Die vorliegende Untersuchung wurde mit lediglich zehn männlichen Probanden mit funktionellen Stimmstörungen durchgeführt, da die Untersuchung mit mehr Probanden zu umfangreich für eine Diplomarbeit geworden wäre. Dennoch ergaben sich bei der Berechnung der Stimmveränderungen nach den entsprechenden Einflüssen der Gesangsstimmen einige Signifikanzen und Tendenzen in Bezug auf Stimmveränderungen durch den funktionellen Nachvollzug. Die weitere Untersuchung erfolgt in einem größeren Rahmen mit 90 männlichen und weiblichen Probanden, eingeteilt in drei verschiedene Gruppen (siehe Kapitel 4).

Sollten sich im Rahmen der Promotionsstudie weitere signifikante Ergebnisse ergeben, könnte der funktionelle Nachvollzug von physiologischen Gesangsstimmen einen wichtigen Beitrag für die Stimmtherapie liefern, in dem er als Therapiemethode bei Patienten mit funktionellen Stimmstörungen angewandt werden könnte. Dafür wird zunächst geprüft, unter welchen Voraussetzungen der funktionelle Nachvollzug erfolgt und bei welchen Patienten er als effektive Therapiemethode eingesetzt werden könnte. Folglich wird ein Therapiekonzept entworfen, welches in der Stimmtherapie individuell und effektiv anwendbar ist.

Literaturverzeichnis

Anders, L. C. (2000): Klassifizierungssysteme zur Stimmklangbewertung in der klinischen Praxis. In: Geissner, H. K. (Hg.): Stimmen hören. 2. Stuttgarter Stimmtage 1998. Akademie für gesprochenes Wort. Röhrig Universitätsverlag, St. Ingbert, 21–28.

Dorsch, F. (1994): Psychologisches Wörterbuch, Verlag Hans Huber, Bern etc.

Gassner, B. (2006): Empathie in der Pädagogik – Theorien, Implikationen, Bedeutung, Umsetzung. Phil. Diss. Heidelberg. http://www.ub.uni-heidelberg.de/archiv/7224

Geissner, H. (2006): Imitation und Identität – Was antworten Sie auf die Frage: „Wer bist du?" In: Kopfermann, T. (Hg.): Das Phänomen Stimme: Imitation und Identität. 5. Internationale Stuttgarter Stimmtage 2004. Akademie für gesprochenes Wort. Röhrig Universitätsverlag, St. Ingbert, 31–41.

Matzker, R. (1991): Einfühlung – Edith Stein und die Phänomenologie. Lang Verlag, Bern.

Nawka, T. / Anders, L. C. (1996): Die auditive Bewertung heiserer Stimmen nach dem RBH-System. Doppel-Audio-CD mit Stimmbeispielen. Thieme Verlag, Stuttgart, New York.

Nespital, U. (2008): Der funktionelle Nachvollzug der physiologischen und der unphysiologischen Gesangsstimme. Dipl.arbeit Halle (Mskr.).

Wendler, J. / Seidner, W. (1977): Lehrbuch der Phoniatrie. Thieme Verlag, Leipzig.

Ulrike Nespital
Dipl. Sprechwissenschaftlerin (Doktorandin)
Seminar für Sprechwissenschaft und Phonetik
Martin-Luther-Universität Halle-Wittenberg
Advokatenweg 37
D-06114 Halle

Sprachförderung in Kindertagesstätten: Das sächsische Landesmodellprojekt „Sprache fördern"

Ute Schikora, Leipzig

1 Einleitung

In den Schuleingangsuntersuchungen werden immer häufiger sprachliche Defizite diagnostiziert. So berichtet beispielsweise das Gesundheitsamt Dresden von 38 % sprachauffälligen Kindern für das Schuljahr 2008/09 im Freistaat Sachsen. Betrachtet man sich die Anzahl sprachauffälliger Kinder, so benötigt nur ein geringer Teil von ihnen eine sprachtherapeutische Behandlung. Vielmehr ist für den größeren Teil sprachauffälliger Kinder statt einer Therapie eine Sprachförderung notwendig. Um dem steigenden Bedarf an sprachlicher Förderung im Vorschulalter nachzukommen, wurde vom Freistaat Sachsen das Landesmodellprojekt „Sprache fördern – Erprobung und Multiplikation von Methoden der Sprachförderung in Kindertagesstätten" von 2007 bis 2011 initiiert. Träger des Projekts ist das Berufsbildungswerk Leipzig für Hör- und Sprachgeschädigte gGmbH. Die wissenschaftliche Begleitung erfolgt unter Leitung von Frau Univ.-Prof. Dr. Hannelore Grimm und durch das Bielefelder Institut für frühkindliche Entwicklung.

2 Ziele

Es bestehen bereits eine Reihe von vorgefertigten Sprachförderprogrammen, die in Kindertagesstätten zum Einsatz kommen (Jampert et al. 2007). Das Landesmodellprojekt sieht sich jedoch nicht als Vermittler von Programmen oder Materialien, sondern hat sich zum Ziel gesetzt, dass eine alltagsimmanente Sprachförderung durch Erzieherinnen und Erzieher (im folgenden genannt „Erzieher") in der Kita durchgeführt wird. Sie sollen über ein fundiertes Wissen über Sprachentwicklung und Sprachförderung verfügen, so dass sie im Alltag allen Kindern adäquate sprachliche Angebote machen können. Durch ihr sprachförderliches Handeln gewährleisten sie sprachförderliche Situationen, die im Alltag integriert sind. Dabei übernehmen Erzieher nicht die Funktion eines Sprachtherapeuten. Vielmehr erkennen sie eine auffällige Sprachentwicklung und sind in der Lage, eine Abklärung durch den Kinderarzt und den Sprachtherapeuten zu empfehlen.

3 Projektphasen

Das Landesmodellprojekt „Sprache fördern" gliedert sich in vier Phasen. In der ersten Phase wurde von Oktober 2007 bis Mai 2008 eine Ist-Stands-Analyse durchgeführt. In den ausgewählten Modelleinrichtungen wurde überprüft, welche Formen der Sprachförderung bereits bestehen und angewandt werden. Gleichzeitig wurde das Wissen über Sprachförderung in der Kita von den Erziehern erfragt. Anhand dieser Ergebnisse wurden in der zweiten Phase von Juni bis Dezember 2008 ein Förderkonzept sowie ein Qualifizierungskonzept für Erzieher entwickelt. Die dritte Phase von Januar 2009 bis Oktober 2010 ist durch drei Merkmale gekennzeichnet. Erstens wurden Sprachstandserhebungen in den Modell- und Kontroll-Kitas durchgeführt. Zweitens wurde die Qualifizierungsreihe für Erzieher über einen Zeitraum von 15 Monaten durchgeführt. Gleichzeitig wurde drittens das Förderkonzept durch Erzieher in den Modellkitas umgesetzt, wobei mit allen förderbedürftigen Kindern eine zweite Sprachstandsmessung erfolgte. In der vierten Projektphase von November 2010 bis September 2011 werden die Ergebnisse ausgewertet, interpretiert und veröffentlicht.

4 Modelleinrichtungen

Von insgesamt 46 Kindertagesstätten, die sich für eine Teilnahme am Projekt beworben haben, wurden vom Freistaat Sachsen sechs Einrichtungen ausgewählt, die durch ihre Heterogenität die sächsische Kita-Landschaft repräsentieren. Die Einrichtungen unterscheiden sich hinsichtlich ihrer Trägerschaft (freie/kommunale Trägerschaft), ihrer geografischen Lage (städtisch/ländlich), dem sozioökonomischen Kontext, ihrer Größe und Konzeption voneinander (siehe Tabelle 1). Von den sechs Modelleinrichtungen nahmen 88% der Erzieher an der Qualifizierungsreihe teil und setzt mit dem erworbenen Wissen das Förderkonzept um. Die verbleibenden 12% der Mitarbeiter befanden sich zum Zeitpunkt der Qualifizierungsreihe in Altersteilzeit.

Tab. 1: Modelleinrichtungen, Zahlen von 2008

Kita	Dresden	Leipzig	Marienberg	Meltewitz	Plauen	Steinigtwolmsdorf
Lage	städtisch	städtisch	kleinstädtisch	ländlich	kleinstädtisch	ländlich
Träger	frei	frei	frei	kommunal	kommunal	kommunal
Anzahl der Kinder	42	60	174	29	84	104
mehr-sprachig aufwachsen-de Kinder	5	20	13	0	3	0
Integrativkinder	0	0	5	0	21	4

5 Fortbildungskonzept

Im Rahmen einer umfangreichen Qualifizierungsreihe von bis zu 112 Unterrichtseinheiten wurden sechs ganze Kita-Teams geschult. Die Inhalte der Fortbildungsmodule entstanden auf Grundlage einer Ist-Analyse, bei der mehrtägige Hospitationen in Kindertagesstätten sowie Befragungen von Erziehern zum Wissen und Handeln sprachförderlicher Arbeit durchgeführt wurden. Aufgeteilt sind die Fortbildungsinhalte in insgesamt fünf Module, die mit einem Kolloquium abschließen.

Im ersten Modul wurden Grundlagen zum altersgerechten und gestörten Spracherwerb vermittelt. Danach wurden im zweiten Modul Möglichkeiten der gezielten Sprachförderung erarbeitet. Hierbei wurden u.a. sprachförderliche Strategien, die Selbstreflexion in der Kommunikation mit Kindern sowie das methodische Vorgehen sprachförderlichen Handelns erarbeitet. Das dritte Modul beinhaltete das Thema Mehrsprachigkeit, wobei hierbei in ein obligatorisches Basismodul und ein fakultatives Aufbaumodul untergliedert wurde. Elternarbeit in Hinblick auf Sprachförderung war Inhalt des vierten Moduls. Im Anschluss daran erfolgte das fünfte Modul, Netzwerkarbeit für Leiter und Stellvertreter, wobei Anregungen für Netzwerke unter sprachförderlichen Kriterien erarbeitet wurden.

Die Qualität bei der Durchführung der Seminare wurde durch eine sorgfältige Auswahl der Dozenten, eine inhaltliche Verknüpfung der aufeinanderfolgenden Module, Vor- und Nachbereitung in Absprache mit dem Projektteam sowie eine Evaluierung der Veranstaltungen durch die Teilnehmer gesichert. Als Dozenten wurden Sprechwissenschaftler, Patholinguisten, eine Diplom-Pädagogin für Kleinkindpädagogik und Sozialpädagogen gewonnen.

Kennzeichnend für die einzelnen Fortbildungsveranstaltungstage war die Erteilung von Praxisaufträgen, bei der das Wissen praktisch angewandt wurde und die gleichzeitig den Transfer sicherten. Ein weiteres Qualitätsmerkmal für die Qualifizierungsreihe bildete die Beratung und Begleitung vor Ort durch das Projektteam und Dozentinnen. In den Einrichtungen fanden Hospitationen in den einzelnen Gruppen statt und wurden im Team ausgewertet. Als zusätzliche Methode wurde die Videoanalyse von sprachförderlichen Situationen eingeführt. Neben der Videoanalyse im Rahmen der Begleitung durch das Projektteam wurden die Kita-Teams aufgefordert, regelmäßig Videosequenzen aufzunehmen und gemeinsam nach sprachförderlichen Strategien auszuwerten. Abbildung 1 gibt einen Überblick über das Qualifizierungskonzept.

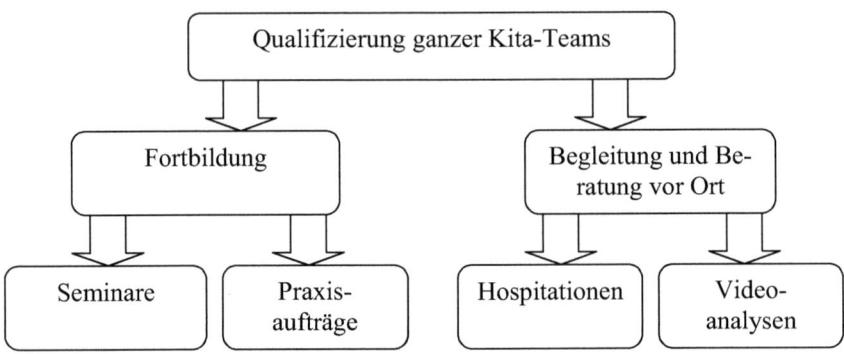

Abb. 1: Qualifizierungskonzept

6 Förderkonzept

In den einzelnen Bundesländern existieren unterschiedliche Sprachförderprogramme, die vorwiegend linguistisch orientiert sind und in Kleingruppen stattfinden (für einen Überblick vgl. Jampert et al. 2007). In der Evaluationsstudie von Schakib-Ekbatan (2007) konnte nachgewiesen werden, dass die Kleingruppenarbeit mit den Sprachförderprogrammen von Tracy, Kaltenbacher und Penner keine signifikant positiven Effekte bei förderbedürftigen Kindern erzielen. Weiterhin ist eine Arbeit in Kleingruppen unter der Verwendung spezieller Materialien insofern als kritisch zu bewerten, als dass keine natürliche Kommunikationssituation hergestellt wird. Hinzu kommt, dass eine Sprachförderung nicht das Lernen von Wörtern und Grammatikregeln beinhalten sollte, sondern vielmehr Kinder in der Entwicklung ihrer kommunikativen Fähigkeiten und spracherwerbsfördernder Strategien unterstützt (Häusermann & Zollinger 2009). Im Vergleich zu einem linguistisch-orientierten Sprachförderprogramm wie z. B. das Würzburger Trainingsprogramm (Küspert & Schneider 2008) bezieht ein pädagogisch-orientierter Ansatz in Hinblick auf Sprachförderung unterschiedliche Situationen und Handlungen im Tagesablauf ein. Siegmüller et al. (2007) konnten positive Effekte bei förderbedürftigen Kindern durch eine alltagsintegrierte Sprachförderung nachweisen. In einer Interventionsstudie belegten Beller et al. (2007), dass sich ein erhöhtes sprachliches Anregungsniveau und entwicklungsförderliche Verhaltensweisen der Erzieher in Kindertagesstätten positiv auf die sprachliche und kognitive Entwicklung von Kindern auswirkt. In einer Längsschnittstudie konnte eindrucksvoll belegt werden, dass siebenjährige Kinder höhere sprachliche Leistungen aufwiesen, wenn sie ihre Aktivitäten im Vorschulalter selbst wählen durften (Montie et al. 2007).

Aufgrund der vorliegenden empirischen Ergebnisse von Evaluationsstudien wird im Rahmen des Förderkonzepts des Landesmodellprojekts ein alltagsimmanentes sprachförderliches Arbeiten in Kindertagesstätten angestrebt, wobei den Erziehern eine besondere Rolle zugesprochen wird (vgl. Abbildung 2). Durch eine umfangreiche Qualifizierungsreihe sind sie in der Lage, ihr eigenes sprachliches Handeln zu reflektieren und im Alltag sprachförderliche Situationen zu schaffen. Somit wird bewusst eine Kleingruppenbildung zu festgelegten Zeiten ausgeschlossen. Alle Kinder jeden Alters, sowohl einsprachig als auch mehrsprachig aufwachsende Kinder einer Einrichtung, erhalten sprachförderliche Angebote, die fest im Alltag verankert sind. Sie ziehen sich durch den gesamten Tagesablauf, wobei die Erzieher gezielt sprachförderliche Strategien einsetzen. Ihr Sprachvorbild ist dabei von besonderer Bedeutung.

Die Kinder, die als förderbedürftig eingestuft wurden, erhalten neben der Sprachförderung im Alltag eine gezielte Förderung. Dafür wurde die Situation der gemeinsamen Bilderbuchbetrachtung ausgewählt. Beim Dialogischen Lesen (*dialogic reading*) geht es nicht um das Vorlesen eines Buches, denn der Inhalt bzw. der Text ist dabei weniger von Bedeutung. Vielmehr wird ein Buch als Anlass genutzt, um mit dem Kind ins Gespräch zu kommen und sich zu begegnen. Die Hauptaussage des Dialogischen Lesens ist: „Wir sprechen miteinander über etwas". Im Gegensatz zum klassischen Vorlesen sind nicht Kind und Erzieher gleich bleibend aktiv (Erzieher liest vor / Kind hört zu), sondern der Erzieher ist anfangs durch Fragen aktiver und nimmt sich im weiteren Verlauf zurück, während das Kind nach und nach die aktive Rolle übernimmt. Dabei ist es ausdrücklich erwünscht, dass Kinder sich sprachlich äußern, Dinge beschreiben oder Fragen stellen. Gleichzeitig greift der Erzieher die Redebeiträge des Kindes auf und erweitert sie. Es entsteht somit eine verstärkte Interaktion (= Dialog) zwischen Kind und Erzieher.

Das Dialogische Lesen nimmt im Rahmen des Landesmodellprojekts „Sprache fördern" eine besondere Rolle ein, weil es nachweislich die Sprachentwicklung des Kindes unterstützt und als eine effektive Methode der Sprachförderung angesehen wird (für einen Überblick vgl. Zevenbergen & Whitehurst 2003). Studien von Lonigan & Whitehurst (1998) und Whitehurst et al. (1994) konnten nachweisen, dass Kinder nach sechs Wochen des Dialogischen Lesens ihre sprachlichen Leistungen auf semantisch-lexikalischer und morphologisch-syntaktischer Ebene so weit verbesserten, dass sie Kinder einholten, die ihnen sprachlich voraus waren. Die Wirksamkeitseffekte sind langfristig nachweisbar, wobei bereits zehn Minuten täglichen Lesens positive Effekte erzielen (Arnold et al. 1994). Die Erzieher der Modelleinrichtungen führen mehrmals pro Woche mit förderbedürftigen Kindern das Dialogische Lesen durch und dokumentieren die Situation anhand von Förderlisten.

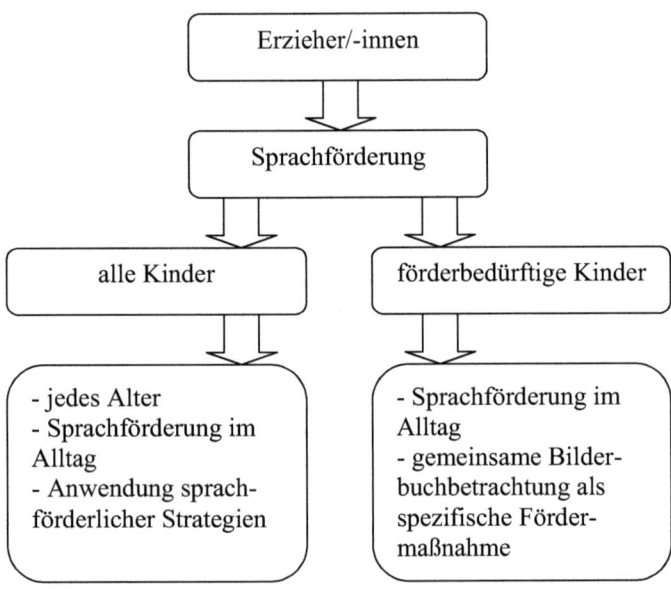

Abb. 2: Förderkonzept

7 Evaluation

Ziel der Evaluation ist es, die Nachhaltigkeit des Förder- und Qualifizierungskonzepts auf seine Wirksamkeit zu untersuchen. Folgende Fragen sollen dabei beantwortet werden:

1. Verbessern sich die sprachlichen Fähigkeiten der Kinder der Untersuchungsstichprobe stärker als bei den Kindern der Kontrollgruppe?
2. Gibt es Teilgruppen von Kindern, die besonders von der Förderung profitieren?

In den sechs ausgewählten Modelleinrichtungen wurden 2009 die sprachlichen Leistungen aller zwei- bis vierjährigen Kinder mit dem Sprachentwicklungstest für zweijährige Kinder (SETK 2) von Grimm (2000) sowie dem Sprachscreening für das Vorschulalter (SSV) von Grimm (2003) überprüft. Die im SETK-2 auffälligen Probanden wurden mit einer Aufgabe des Snijders-Oomen nonverbalen Intelligenztests für Kinder 2½-7 (SON-R 2½-7) von Tellegen et al. (2005) überprüft. Die Probanden, die im SSV unterdurchschnittliche Leistungen erreichten, wurden mit dem Sprachentwicklungstest für drei- bis fünfjährige Kinder (SETK 3-5) von Grimm (2001) sowie mit zwei Aufgaben des SON-R 2½-7 untersucht. Von insgesamt 281 Probanden fielen 145 (51,6%) im Screening auf. Die Nachtestung ergab eine Einteilung in 176 (62,6%) sprachunauffällige und 91 (32,4%) förderbedürftige Probanden, wobei 14 (5%) Probanden aus der weiteren Untersuchung heraus fielen. Neben den Sprachstandserhebungen mit standardisierten Messverfahren wurden von den Erziehern Beobachtungsbögen zur sprachlichen Entwicklung der Probanden zum Zeitpunkt des Prä- und Posttests ausgefüllt. Für zwei- bis dreijährige Kinder wurde dafür ein Beobachtungsbogen zur Sprachentwicklung entwickelt. Kinder ab vier Jahren wurden anhand des SELDAK von Ulich und Mayr (2009) bzw. mehrsprachig aufwachsende Kinder durch den SISMIK von Ulich und Mayr (2008) beobachtet.

Die 91 förderbedürftigen Probanden erhielten von September 2009 bis April 2010 neben der Sprachförderung im Alltag mehrmals pro Woche die gezielte Fördersituation in Form der gemeinsamen Bilderbuchbetrachtung durch die Erzieher. Die Nachtestung fand im Frühjahr 2010 statt.

Parallel zu den Modelleinrichtungen wurde eine Kontrollgruppe förderbedürftiger Kinder in vergleichbarer Größenordnung aus acht Kindertagesstätten getestet, in denen die Erzieher nicht an der Qualifizierungsreihe teilnahmen und keine spezielle Sprachförderung stattfand. Diese Probanden werden bis zum Oktober 2010 nachgetestet.

8 Zusammenfassung

Das Landesmodellprojekt „Sprache fördern" unternimmt den Versuch, die sprachförderliche Arbeit in Kindertagesstätten zu intensivieren, indem keine neuen Konzepte erschaffen werden, sondern Erzieher und pädagogisches Fachpersonal qualifiziert werden. Ein sprachförderliches Handeln durch Erzieher kann somit der individuellen Situation der Kita angepasst und in den Tagesablauf integriert werden, so dass Kinder im Krippen- und Kindergartenalter zu jeder Zeit in ihrer Sprachentwicklung unterstützt werden. Auf die Bedürfnisse der förderbedürftigen Kinder wird durch die spezielle Förderung der gemeinsamen Bilderbuchbetrachtung eingegangen. Somit werden Kindertagesstätten ohne externe Fachkräfte zum Bildungsort für Sprache, vom dem alle Kinder in ihrer Entwicklung profitieren.

Literaturverzeichnis

Albers, T. (2009): Sprache und Interaktion im Kindergarten. Eine quantitativ-qualitative Analyse der sprachlichen kommunikativen Kompetenzen von drei- bis sechsjährigen Kindern. Klinkhardt Verlag, Bad Heilbrunn.

Arnold, D. H. / Lonigan, C. J. / Whitehurst, G. J. / Epstein, J. N. (1994): Accelerating language development through picture-book reading: Replication and extension to a videotape training format. In: Journal of Educational Psychology 96, 235-243.

Beller, K. / Merkens, H. / Preissing, C. / Beller, S. (2007): Abschlussbericht des Projekts: Erzieherqualifizierung zur Erhöhung des sprachlichen Anregungsniveaus in Tageseinrichtungen für Kinder – Eine Interventionsstudie. http://www.beller-und-beller.de/forschung.html (25.05.2010)

Berufsbildungswerk Leipzig für Hör- und Sprachgeschädigte gGmbH (2008): Bericht Ergebnisse der Ist-Analyse. Landesmodellprojekt „Sprache fördern". Zu beziehen über: http://www.sprache-foerdern-sachsen.de

Berufsbildungswerk Leipzig für Hör- und Sprachgeschädigte gGmbH (2009): Zwischenbericht Landesmodellprojekt „Sprache fördern". Erprobung und Multiplikation von Methoden der Sprachförderung in Kindertagesstätten. Zu beziehen über: http://www.sprache-foerdern-sachsen.de

Freistaat Sachsen (Hg.) (2009): Daten und Fakten zur gesundheitlichen Situation sächsischer Kita-Kinder.

Grimm, H. (2003): Störungen der Sprachentwicklung. Hogrefe Verlag, Göttingen.

Häusermann, J. / Zollinger, B. (2009): Sprachstanderfassung und Sprachförderung im Vorschulalter. In: Schweizerische Zeitschrift für Heilpädagogik 15 (7-8), 6-11.

Lonigan, C. J. / Whitehurst, G. J. (1998): Relative efficacy of parent and teacher involvement in a shared-reading intervention for preschool children from low-income backrounds. In: Early Childhood Research Quarterly 13, 163-290.

Montie, J. / Claxton, J. / Lockhart, S. (2007): A multinational study supports child-initiated learning: Using the findings in your classroom. In: Young Children 62 (6), 22-26.

Jampert, G. / Holler, D. / Zehnbauer, A. (2007): Schlüsselkompetenz Sprache - Sprachliche Bildung und Förderung im Kindergarten. Verlag das Netz, Weimar, Berlin.

Jampert, G. / Leuckefeldt, K. / Zehnbauer, A. / Best, P. (2006): Sprachliche Förderung in der Kita. Wie viel Sprache steckt in Musik, Bewegung, Naturwissenschaften und Medien? Verlag das Netz, Weimar, Berlin.

Küspert, P. / Schneider, W. (2008): Hören, lauschen, lernen. Sprachspiele für Vorschulkinder. Würzburger Trainingsprogramm zur Vorbereitung auf den Erwerb der Schriftsprache. Verlag Vandenhoeck & Ruprecht, Göttingen.

Reich, H. H. (2008): Sprachförderung im Kindergarten. Grundlagen, Konzepte, Materialien. Verlag das Netz, Weimar, Berlin.

Schakib-Ekbatan, K. / Hasselbach, P. / Roos, J. / Schöler, H. (2007): EVAS - Evaluationsstudie zur Sprachförderung von Vorschulkindern. Wissenschaftliche Begleitung der Sprachfördermaßnahmen im Programm „Sag` mal was – Sprachförderung für Vorschulkinder". http://www.sagmalwas-bw.de/media/WiBe%201/pdf/EVAS_Abschluss bericht_Januar_2010.pdf (25.05.2010)

Siegmüller, J. / Fröhling, A. / Gies, J. / Herrmann, H. / Konopatsch, S. / Pötter, G. (2007): Sprachförderung als grundsätzliches Begleitelement im Kindergartenalltag. Das Modellprojekt PräSES als Beispiel. In: L.O.G.O.S. Interdisziplinär 15 (2), 84-96.

Ulich, M. / Mayr, T. (2009): SELDAK. Sprachenwicklung und Literacy bei deutschsprachig aufwachsenden Kindern. Himmer AG, Augsburg.

Ulich, M. / Mayr, T. (2008): SISMIK. Sprachverhalten und Interesse an Sprache bei Migrantenkindern in Kindertageseinrichtungen. Himmer AG, Augsburg.

Whitehurst, G. J. (1994): Child development and emergent literacy. In: Child Development 69, 848-872.

Winner, A. (2007): Kleinkinder ergreifen das Wort. Sprachförderung mit Kindern von 0 bis 4 Jahren. Cornelsen Verlag, Berlin, Düsseldorf, Mannheim.

Zevenbergen, A. A. / Whitehurst, G. J. (2003): Dialogic reading: A shared picture book reading intevention for preschoolers. In: Kleek, A. v. / Stahl, S. A. / Bauer, E. B. (Hg.): On reading books to children: Parents and teachers. Erlbaum Verlag, Mahwah, NJ, 177-200.

Dr. phil. Ute Schikora
Berufsbildungswerk Leipzig für Hör- und Sprachgeschädigte gGmbH
Knautnaundorfer Straße 4
04249 Leipzig
schikora.ute@bbw-leipzig.de

Einblick in die Qualifizierungsmaßnahme des Landesmodellprojekts „Sprache fördern", Sachsen: Methoden der Sprachförderung

Stephanie Kurtenbach, Halle

Der Artikel gibt einen Einblick in die Qualifizierungsmaßnahme des Landesmodellprojekts „Sprache fördern", Sachsen und schließt sich inhaltlich den Ausführungen Ute Schikoras in diesem Band an. Als Referentin dieser Maßnahme war ich für den ersten Teil eines Fortbildungsmoduls verantwortlich, in welchem vor allem methodische Aspekte der Sprachförderung erarbeitet wurden. In diesem Beitrag werden eingangs die konzeptionellen Grundlagen für dieses Fortbildungsmodul aufgezeigt. Im Anschluss sind die Inhalte des Moduls und deren Zielsetzungen beschrieben. Eine persönliche Reflektion der Arbeit mit den am Projekt teilnehmenden Erzieherinnen folgt am Ende dieses Beitrags.

1 Konzeptionelle Grundlage des Moduls Sprachförderung (Teil 1): „Spielst Du mit mir sprechen?" Ein Elterntraining zur Förderung der kindlichen Sprachentwicklung

1.1 Beginn der gemeinsamen Arbeit

Ein Besuch der damaligen Projektleiterin des Landesmodellprojekts „Sprache fördern" Ulrike Kopinke in Halle bildete den Grundstein der gemeinsamen Erarbeitung des im Folgenden beschriebenen Methodenteils. Frau Kopinke folgte im Frühjahr 2008 meiner Einladung zur Teilnahme an einem Kursabend des Elterntrainings „Spielst Du mit mir sprechen?". Dieser Besuch hatte zum Ziel, meine Arbeitsweise bei der Vermittlung kommunikationsfördernder Strategien an Eltern kennen zu lernen und die Kursinhalte des Trainings auf deren Anwendbarkeit im Kindergartenbereich hin zu überprüfen. Diese erste Begegnung endete in einem reflektierenden Gespräch über den Abend und die Trainingsinhalte der weiteren Kurstermine. Es wurde deutlich, dass die wesentlichen

Grundpfeiler des Elterntrainings, wie aus den folgenden Ausführungen hervorgeht, auch sehr gut auf die Kommunikation zwischen Erzieherinnen und Kindern übertragen werden können und wir entschieden über meine Mitarbeit in der Qualifizierungsmaßnahme.

1.2 Inhalte des Elterntrainings „Spielst Du mit mir sprechen?"

Zur Entwicklung des Trainings und seiner ersten Erprobung ist im Band 22 der Halleschen Schriften ausführlich zu lesen (vgl. Kurtenbach 2007). Im Folgenden werden vor allem die für die Qualifizierungsmaßnahme des Landesmodellprojekts „Sprache fördern" wesentlichen Inhalte des Trainings dargelegt. Da die am Projekt teilnehmenden Kindergärtnerinnen im Modul 1 der Förderphase (vgl. Ausführungen Schikora in diesem Band) bereits in den Bereichen Sprachentwicklung und Sprachentwicklungsstörungen geschult wurden, konnte dieses Basiswissen, das auch den Beginn des Elterntrainings inhaltlich bestimmt, vorausgesetzt werden. Des Weiteren wurde das Elterntraining durch folgende Themenschwerpunkte bestimmt:

- Bedeutung der Eltern-Kind-Kommunikation,
- Stärkung der Eltern in ihrer Kompetenz als wichtige Bezugspersonen und Kommunikationspartner ihres Kindes,
- Ableitung der Programminhalte von natürlichen, intuitiv eingesetzten Sprachlehrstrategien mit dem Schwerpunkt ‚primärdialogischer' Fähigkeiten,
- Vermittlung von Sprachlehrstrategien in alltagsnahen Interaktionstrainings.

Dass diese Inhalte auch in einer Qualifizierung von Erzieherinnen wie der beschriebenen eine große Rolle spielen, steht außer Frage. In der Vorbereitung dieses Fortbildungsmoduls war es vielmehr wichtig, den situativen Kontext der Erzieherinnen zu berücksichtigen, die im Gegensatz zu den Eltern meistens nicht nur eines, sondern viele Kinder betreuen und dennoch den Auftrag haben, jedes einzelne Kind mit seinem individuellen Sprachentwicklungsprofil zu berücksichtigen. Die folgenden Ausführungen machen deutlich, wie dies im Landesmodellprojekt „Sprache fördern" umgesetzt wurde.

2 Sprachförderstrategien für den Kindergartenalltag

In einem Begleitheft für dieses Modul, das zu Beginn des ersten Fortbildungstages ausgeteilt wurde, ist folgendes zu lesen:

> „Die Kinder Ihrer Einrichtung haben die angeborene Fähigkeit, unsere Muttersprache zu erlernen. Damit sie diese Fähigkeit nutzen können, brauchen sie jedoch Ihre sprachliche Anregung. Sie sind eine wichtige Bezugsperson im Leben dieser Kinder und verbringen viel Zeit mit ihnen. So spielen Sie als Experte/in eine Schlüsselrolle in ihrem Sprachlernprozess.
>
> Um diese Aufgabe gut und mit viel Freude zu meistern, lernen Sie in diesem Trainingsblock:
>
> - die Unterschiede zwischen kommunikationsfördernden und -hemmenden Verhaltensweisen kennen,
> - sensibel auf die Kommunikationsimpulse der Kinder zu achten,
> - Strategien zur Verbesserung der Dialogfähigkeit zwischen Ihnen und Ihren Kindern anzuwenden.
>
> Ziel dieser Trainingsbausteine ist es, Ihnen zu zeigen, wie Sie überall und jederzeit im Kindergartenalltag natürliche und echte Sprachanlässe schaffen können."

(Auszug aus dem Erziehermanual des Landesmodellprojekts „Sprache fördern: Modul 2, Teil 1 – Kurtenbach)

Diese Trainingsinhalte wurden an zwei Fortbildungstagen in folgende Themen untergliedert:

- sprachförderliche Grundhaltung „Aufmerksames Zuhören",
- Selbstreflexion des kommunikativen Verhaltens,
- gemeinsame Aufmerksamkeit als Grundpfeiler erfolgreicher Kommunikation zwischen Kind und Erzieherin,
- Sprachförderstrategien in der Erwachsenen-Kind-Kommunikation (verbesserte Wiederholung, handlungsbegleitendes Sprechen, sprachfördernde Aspekte beim gezielten Fragen),
- Musik und Sprachförderung,
- die Bedeutung des kindlichen Spiels für die Sprachentwicklung, das sprachförderliche Spiel.

Aus diesen Trainingsbausteinen werden 2 Aspekte in ihrer Abhängigkeit ausführlich dargestellt, welche meinen therapeutischen Erfahrungen nach das Kommunikationsverhalten zwischen Kindern und Erwachsenen in ganz besonderem Maße positiv beeinflussen: das „Aufmerksame Zuhören" und die „Gemeinsame Aufmerksamkeit".

Um einem Kind aufmerksam zuhören zu können, sind mehrere Teilschritte zu leisten:

Zuerst einmal muss die Erzieherin kindliche Kommunikationsimpulse wahrnehmen. Das heißt, sie sollte Gesprächsimpulsen der Kinder gegenüber stets wachsam sein; sich Zeit nehmen und auf den Moment einlassen können, in welchem ein Kind eine Äußerung an Sie richtet. Dies ist in besonderem Maße eindringlich, wenn Sie sich dem Kind zuwendet und sich auf seine Blickhöhe begibt. Diese sensitive Grundhaltung ist in einem häufig turbulenten Kindergartenalltag nicht immer leicht und auch nicht anhaltend umzusetzen. Dennoch war es ein wichtiges Ziel der Qualifizierung zu erreichen, dass die Erzieherinnen so oft wie möglich Situationen im Kindergartenalltag herstellen, in denen Sie die gemeinsame Aufmerksamkeit umsetzen können.

Das aufmerksame Zuhören löst sowohl bei der Erzieherin selbst wie auch dem Kind sehr wertvolle kommunikative Reaktionen aus, wie aus den folgenden Ausführungen hervorgeht.

Das Kind merkt, dass man ihm zuhört. Diese Aufmerksamkeit ermöglicht ihm, in Ruhe seine Gedanken zu sortieren und spornt es zum weiteren Erzählen an. Außerdem hat es durch die körperliche Zuwendung und den Blickkontakt zur Erzieherin die Chance, verbale und nonverbale Reaktionen auf das Gesagte wahrzunehmen; das bedeutet, dass die Äußerungen der Erzieherin mit ihrem Mundbild, ihrer Mimik und Gestik abgeglichen werden können – eine große Hilfe in seinem Sprachlernprozess.

Die Erzieherin hat durch das aufmerksame Zuhören die Chance zu erfahren, welche Gedanken das entsprechende Kind umtreiben, welche Interessen, Sorgen, Erlebnisse, Erfahrungen es mitteilen möchte und wie es dies sprachlich bewerkstelligt. Sie kann das Kind im aufmerksamen Zuhören sehr gut kennen lernen und ihre Sensitivität im täglichen sprachlichen Kontakt erhöhen. In Kommunikationssituationen erst einmal abzuwarten, zu beobachten und zuzuhören verhindert, kindliche Äußerungen zu überhören, vorschnell zu reagieren, kindlichen Antworten auf gestellte Fragen nicht die nötige Zeit zu geben, vor allem aber Kinder mit sprachlichen Schwierigkeiten, welchen das Erzählen große Anstrengung bereitet, im besonderen Maße zu berücksichtigen.

Diese sensitive sprachförderliche Grundhaltung stellte für den beschriebenen Methodenteil eine wesentliche Basis dar, auf der die bereits genannten und zu vermittelnden Sprachlehrstrategien gezielt eingesetzt werden können, denn eine optimale Passung an kindliche Äußerungen ist nur in einem Kontext zu erreichen, in welchem diese zuvor sensitiv wahrgenommen und reflektiert worden sind.

Dies ist für Erzieherinnen nicht einfach, sind sie doch gewohnt, den Großteil der täglichen kleinen Kontakte mit den Kindern zu führen. Wie anhand einer Untersuchung des Gesprächsverhaltens der am Projekt beteiligten Erzieherinnen zu Beginn der Qualifizierungsmaßnahme durch die Sprechwissenschaftlerin Tabitha Thieme festzustellen ist (Ergebnisse dieser Untersuchung voraussichtlich Oktober 2010), spiegelt sich diese Haltung auch in einem häufig liebevollen pädagogisch-autoritären Sprechstil wider, der dadurch gekennzeichnet ist, dass sie es meistens sind, die den Ton angeben und entscheiden, über welche Themen gesprochen wird.

Zusammenfassend lässt sich sagen, dass das aufmerksame Zuhören als wichtige sprachförderliche Grundhaltung im beschriebenen Modul das Fundament darstellte, auf welchem alle weiteren Strategien aufgebaut wurden.

2.1 Methodische Umsetzung

Um das eigene Kommunikationsverhalten positiv zu verändern, muss es zuerst einmal reflektiert werden. So wurden in diesem Modul sehr viele Rollenspiele und Übungen durchgeführt, in welchen die Erzieherinnen die einzelnen Strategien erprobten. Dabei nahmen sie auch immer die kindliche Perspektive ein, um nachempfinden zu können, welche Auswirkungen der Einsatz, aber auch das Weglassen sprachförderlicher Verhaltensweisen auf das eigene Gesprächsverhalten und die damit verbundenen Emotionen hat. Des Weiteren wurden die zu vermittelnden Strategien anhand von Videoaufzeichnungen, welche Kommunikationssituationen zwischen Erwachsenen (meistens Mütter) und Kindern zeigten, praktisch reflektiert.

Gezielte Beobachtungs- und Anwendungsaufgaben nach jedem Kurstag sollten den Transfer des neu Erlernten in den Kindergartenalltag absichern.

3 Reflektion des Methodenteil 1 der Qualifizierungsmaßnahme

Aus einer vergleichenden Betrachtung anhand bisheriger Fortbildungen mit Erzieherinnen nehme ich diese Reflektion vor. Die folgenden Ausführungen legen dar, dass die Mitarbeit in beschriebenem Projekt gleichermaßen arbeitsintensiv wie bereichernd für mich als Referentin des beschriebenen Moduls war.

In der Vorbereitung dieses Moduls, welche sich aufgrund der intensiven Absprachen mit der Projektleitung aufwendiger gestaltete, zeigte sich sehr bald, dass durch diese gründliche Vorarbeit die Qualität des beschriebenen Moduls in hohem Maße positiv beeinflusst wurde. Der folgende Gesichtspunkt begründet dies:

Das Methodenmodul ist, wie aus Schikoras Ausführungen (in diesem Band) hervorgeht, das zweite Modul der Qualifizierungsmaßnahme. Die Feinabstimmung der Inhalte mit dem Projektteam erfolgte erst nach Durchführung des ersten Moduls, so dass eine optimale inhaltliche Zuschneidung auf den Wissensstand und die Bedürfnisse der teilnehmenden Erzieherinnen aus den Projekt-Kitas möglich war.

Ein weiterer Aspekt sei genannt, der das Projekt in besonderem Maße auszeichnet:

Die im Förderkonzept verankerten Praxisbesuche zwischen den Fortbildungsmodulen (vgl. Schikora in diesem Band) in den Projekteinrichtungen ermöglichten einerseits den gewünschten Transfer der Modulinhalte zu überprüfen. Andererseits gaben die Besuche Gelegenheit, mit den Erzieherinnen gemeinsam vor Ort aufgrund der Beobachtung konkreter Kommunikationssituationen zu klären, wie die erlernten Strategien in ihrer Einrichtung mit ihren spezifischen Alltagskontexten optimal umgesetzt werden können. Außerdem konnten die Inhalte des zweiten Fortbildungstages mit dem Themenschwerpunkt ‚Sprachförderstrategien' auf die in den Praxisbesuchen beobachteten kommunikativen Verhaltensweisen der Erzieherinnen abgestimmt werden.

Zusammenfassend ist festzustellen, dass die beschriebene Praxisbegleitung die Umsetzung der erlernten Inhalte meiner Anschauung nach in beträchtlichem Maße positiv beeinflussen konnte.

Es bleibt zu sagen, dass mich dieses Projekt in seinem Aufbau, seiner Durchdachtheit und Durchführung begeistert hat und umso erfreulicher ist es, gleich mehrere Sprechwissenschaftlerinnen an der Durchführung der Fortbildungsmodule, der wissenschaftlichen Evaluierung und nicht zuletzt der aktuellen Projektleitung beteiligt zu sehen.

Literaturverzeichnis

Kurtenbach, S. (2007): „Spielst Du mit mir sprechen?" Ein Elterntraining zur Förderung der kindlichen Sprachentwicklung. In: Bose, I. (Hg.): Sprechwissenschaft. 100 Jahre Fachgeschichte an der Universität Halle. Peter Lang Verlag, Frankfurt a. M. (Hallesche Schriften zur Sprechwissenschaft und Phonetik 22), 347-352.

Kurtenbach, S. (2009): „Spielst Du mit mir sprechen?" Trainingsprogramm zur Förderung der kindlichen Sprachentwicklung. Arbeitsmaterial für Erzieherinnen der Qualifizierungsmaßnahme des Landesmodellprojekts „Sprache fördern", Sachsen. (unveröff. Mskr.).

Dr. phil. Stephanie Kurtenbach
Seminar für Sprechwissenschaft und Phonetik
Martin-Luther-Universität Halle-Wittenberg
Advokatenweg 37
D-06114 Halle
stephanie.kurtenbach@sprechwiss.uni-halle.de

„Entweder er schluckt oder er schluckt nicht, da können Sie sowieso nichts machen!" – Oder doch? Dysphagie als interdisziplinäre Herausforderung

Renate Berger, Gera

Das jüngst erschienene Fachbuch „Dysphagie" von Prosiegel und Weber bietet eine sehr gute Erörterung zur Dysphagie als interdisziplinärer Herausforderung (Prosiegel / Weber 2010, 130 ff.). Dem ist theoretisch nichts hinzuzufügen.

Aber wie steht es um die praktische Umsetzung? Vor allem, wenn man nicht unter den Bedingungen einer modernen Rehabilitationsklinik tätig ist, sondern als Einzelkämpfer und in einer Einrichtung, die kein spezielles Therapiekonzept verfolgt. Dann gibt es etliche *Brocken*, die man zu schlucken hat, wenn man sich mit Schluckstörungen befasst. Welche Probleme gilt es zu überwinden? Wie gelangt man im Akutkrankenhaus mindestens zu Akzeptanz, besser aber noch zu Unterstützung in der Arbeit im Bereich Dysphagie?

Hier folgt mein sehr persönlicher Erfahrungsbericht aus der Praxis im Akutkrankenhaus für die Praxis.

1. Brocken: Dysphagie – ein Buch mit sieben Siegeln?

Ich erwarb mein Diplom 1984 und gehöre damit einer Generation an, die ganz ohne Rechner oder Kopierer wissenschaftlich arbeiten musste. Es bedurfte spezieller Genehmigungen, um auf Literatur des sogenannten kapitalistischen Auslandes aus dem „Giftschrank" der Bibliothek zugreifen zu können.

Bis zu meinem Beschäftigungsverhältnis in der Neurologischen Klinik in Gera 1992 kam der Begriff Dysphagie weder in meinem passiven noch aktiven Wortschatz vor.

Ein vermuteter Zusammenhang mit meiner ganz persönlichen oder meiner ostdeutschen Biographie hat sich nicht bestätigt.

Die neurogene Dysphagie war ganz einfach kein Thema. Weder in meinem Tätigkeitsfeld noch in angrenzenden Bereichen, dort teilweise bis in die Gegenwart! Indizien dafür und Folgen zeigen sich bis heute.

Dem ambulant tätigen Therapeuten ist das Muster 14 zur Heilmittelverordnung bestens bekannt. Darauf ist auch im Jahr 2010 keinerlei Hinweis auf Verordnung von Schlucktherapie vorgesehen.

In den Fachbüchern von Böhme zu Klinik und Therapie von Sprach-, Sprech-, Stimmstörungen wird erst ab 1997 auch das Kapitel Schluckstörungen ausführlich behandelt (Böhme 1997, 1998). Selbst in der jüngsten Auflage des Standardwerkes von Günter Wirth fehlt noch immer eine systematische Erörterung der neurogenen Dysphagie (Wirth 2000). Vergleicht man die unsystematische und bei weitem nicht vollständige sowie in unterschiedlichem Kontext stehende Beschreibung einzelner Symptome bei Dysphagie mit der dagegen sehr umfangreichen Abhandlung beispielsweise zur Dyslalie wird deutlich, dass die neurogene Dysphagie nicht als das Problem erkannt wird, welches sie in der Realität aber darstellt.

Diese Beispiele ließen sich durch andere in der Literatur ergänzen.

Als ich in der Neurologie tätig wurde, begegnete mir der Begriff „Dysphagie" zunächst eher nicht. Die klinischen Symptome beobachtete ich allerdings nahezu täglich.

Ich beschritt einen sehr langen, mühseligen, kostenintensiven und noch immer anhaltenden Weg des Selbststudiums und der Fortbildungen mit sehr viel Selbsterfahrung.

Dies war der erste und größte Brocken, den ich zu schlucken hatte.

Neben sattelfesten Fähigkeiten in der Funktionellen Dysphagietherapie ist die intensive Beschäftigung mit benachbarten Konzepten und Methoden wie F.O.T.T.®, Bobath-Konzept, PNF, Orofaciale Regulationstherapie nach Castillo Morales, Manuelle Stimmtherapie und Funktionale Therapie sehr dringend zu empfehlen.

Natürlich wird die spezifische Behandlung teilweise auch von anderen Therapeutengruppen übernommen. Je nach Konzept oder Tradition einer Einrichtung obliegt zum Beispiel die F.O.T.T.® den Schluck- aber auch den Ergotherapeuten. Ich persönlich konnte aber nur durch eigene Kenntnis und Anwendung unterschiedlichster Methoden wirklich effektiv und zufriedenstellend arbeiten.

Inzwischen ist das Spektrum der lohnenswerten Fortbildungen oder ausgezeichneter Fachliteratur sehr breit.

2. Brocken: „Wieso Schluckstörung? Der hustet doch gar nicht!"

Welcher Therapeut hat diesen Satz noch nie aus dem Mund einer pflegenden Person gehört? Es handelt sich um eine typische Aussage Pflegender über das vermeintlich gute Schlucken ihrer Klienten.

Was wissen oder lernen Pflegefach- oder Hilfskraft, Zivildienstleistender und die Schulabsolventin im Freiwilligen Sozialen Jahr über Schluckstörungen? In der Regel nichts oder nicht viel, auch wenn sie doch am häufigsten und zeitaufwändigsten mit dem verschleimten, fiebrigen, hustenden, mangelernährten, unkooperativen Patienten konfrontiert werden und dem Stationsarzt, dem Medizinischen Dienst der Kassen, dem fordernden Angehörigen oder dem anspruchsvollen Schlucktherapeuten Rede und Antwort stehen müssen.

Fortbildungen für die Pflegenden sind ein Muss und Selbstverständlichkeit für jeden verantwortungsvollen Schlucktherapeuten. Pflegende sind unsere ersten „Tischpartner"! Sie müssen u. a. den Körper- und Ernährungszustand des Patienten überwachen, ihn versorgen, bei Bedarf Kost reichen und Mundhygiene durchführen. Noch Anfang der 1990er-Jahre sah weder die Organisationsstruktur vieler vergleichbarer Einrichtungen noch die Motivation vieler Pflegender umfangreiche Fortbildungen vor.

Am problematischsten war und ist es, sehr erfahrenem Personal irgendwelche neuen Sichtweisen oder Erfordernisse zu vermitteln und es zur Mitarbeit zu motivieren. Vor wenigen Jahren erlebte ich in Altenburg eine Veranstaltung, bei der das Buchwissen nach Bartolome (2006) vorgetragen wurde. Das hilft Pflegenden in ihrer konkreten Situation nicht viel und bringt eher Frustration und Ablehnung als Unterstützung.

Mein Vorteil war von Anfang an, dass ich die Gepflogenheiten und Strukturen in diesem Haus kannte, dass ich wusste, unter welchen Bedingungen gepflegt wurde.

Am überzeugendsten war es in meiner Arbeit von Anfang an, die Theorie mit sehr viel Praxisbezug zu untermalen. Neben Selbsterfahrungen ist eigenes Filmmaterial dabei außerordentlich hilfreich.

Meinerseits setzte das eine immense Vorbereitung voraus: Beginnend mit der Suche nach geeigneten Patienten über das Einholung einer Dreh- und späteren Vorführgenehmigung u. U. vom Betreuer des Patienten über sehr aufwändige Dreharbeit im unberechenbaren Stationsalltag mit meiner privaten Videokamera bis zu tagelanger Nacharbeit am heimischen Videorecorder.

Im günstigsten Fall konnte ich bei manchen Patienten eine einfache „klinische" Aufnahme beim Essen der Videofluorographie-Aufnahme des Betroffenen gegenüberstellen. Dieser enorme Aufwand hat sich eindeutig für meine Überzeugungs- und Durchsetzungskraft im Arbeitsalltag ausgezahlt.

Heute sind die technischen Möglichkeiten sowohl für Fortbildung als auch für die praktische Arbeit unvergleichlich besser. Trotzdem gibt es noch immer praktische Widrigkeiten. Ich erinnere nur an ungeeignete Pflegestühle und höchst unmoderne Betten, die sich nur unter Aufbietung von sehr viel Körperkraft mechanisch und mit Begrenzung verstellen lassen.

Je mehr Kenntnis man von solchen praktischen Problemen hat und Abhilfe zum Beispiel durch realisierbare Lagerungstipps aus der Bobath-Therapie geben kann, umso besser wird die Zusammenarbeit. Auch ein Blick über den Tellerrand hinaus in die verschiedenen Pflege-Fachzeitschriften ist empfehlenswert. Damit lassen sich die Probleme aber auch Kenntnisse und Sichtweisen Pflegender leichter beurteilen und eine Grundlage für ein konstruktives Miteinander finden. So wird aktuell die Debatte über Ernährung Demenzkranker, die ja häufig auch zumindest kognitive Dysphagien erleiden müssen, in sehr vielen Fachartikeln geführt (vgl. Kwjatkowski et al. 2009). Auch Mangelernährung und die Erarbeitung von Ernährungsstandards sind sehr aktuelle Themen, nicht nur in Pflegeheimen (vgl. Huhn 2009). Interessante Anregungen lassen sich auch für den Schlucktherapeuten in diesen Schriften ermitteln. Argumentation Pflegenden gegenüber oder Problemlösung gemeinsam mit Pflegenden unter Berücksichtigung solch einschlägiger Literatur ist nach meiner Erfahrung nur von Vorteil!

Im Arbeitsalltag ist oft kriminalistischer Spürsinn erforderlich, um zu ermitteln, warum manches Problem nicht im Interesse von Patienten und Schlucktherapeuten gelöst wird. Manchmal handelt es sich lediglich um Fehler in der Übergabe an die nächste Schicht.

Nebenbei bemerkt: Entgegen der Fortbildungsmentalität mancher Pflegender setze ich mich meistens durch und fordere mindestens 60- bis 90-minütige Weiterbildungen.

3. Brocken: „Entweder er schluckt oder er schluckt nicht, da können Sie sowieso nichts machen!"

Sie lesen hier ein Zitat aus meinem Arbeitsalltag, geäußert vom Stationsarzt einer Neurologischen Klinik Mitte der 1990-er Jahre. Es war Spiegelbild der mangelhaften theoretischen Kenntnisse zum Thema Physiologie, Pathologie des Schluckens und Schlucktherapie.

Leider ist dieses Defizit bei Ärzten teilweise auch heute noch aktuell! Selbst in der „Bibel" der Neurologie wird erstmals in der 3. Auflage die neurogene Dysphagie ausführlicher beschrieben (Brandt et al. 1998, 222 ff). Im bekannten Neurologie-Lehrbuch von Poeck wird dagegen auch in der 12. und damit jüngsten Auflage überhaupt nicht auf Klinik, Diagnostik oder Therapie der Dysphagie eingegangen (Poeck / Hacke 2006). Sie wird lediglich beiläufig als Stichwort im Rahmen von Rehabilitation durch die Therapeuten erwähnt. In diesem Zusammenhang ist von „häufig übersehenen Schluckstörungen" die Rede (ebd., 209). Leider unternehmen die Autoren keine Anstrengung, wenigstens in der Theorie das Übersehen der Dysphagie zu verhindern!

Selbst im Jahr 2010 spielt die Dysphagie im Medizinstudium wie auch in der Ausbildung zum Facharzt der Neurologie i. d. R. nur eine marginale Rolle. Bis zum heutigen Tag sieht die Vorlesung zur HNO-Heilkunde zum Beispiel an der Universität Jena lediglich 2 Doppelstunden à 90 Minuten für den gesamten Themenkomplex Sprache, Sprechen, Stimme und Schlucken vor. Aber: Der Arzt ist entscheidender Partner in diagnostischen Fragen.

Auf meiner verzweifelten Suche nach kompetenter Diagnostik war ich natürlich in engstem Kontakt zur HNO-Klinik. Zu diesem Zeitpunkt wurde mir erst allmählich bewusst, wie desolat die Situation um theoretische Kenntnisse, Problembewusstsein und diagnostische Kompetenz selbst seitens der HNO-Ärzte war.

Auf der Intensivstation musste ich erleben, wie eine zur Diagnostik gerufene Assistenzärztin der HNO-Klinik dem betroffenen Patienten mit Zustand nach Schädel-Hirn-Trauma nach sehr kurzem Spiegelbefund des Larynx aus einer Schnabeltasse im Liegen ungedicktes Wasser in den Mund „kippte" und die Diagnostik nach erfolgter Schluckbewegung mit den Worten beendete:

„Na bitte, das geht doch". Im späteren Verlauf, nachdem der Patient auf der neurologischen Station lag, wurde bei anhaltender Gefahr stiller Aspiration eine PEG-Sonde gelegt!

Meine bohrenden Nachfragen führten schließlich dazu, dass ich um eine Fortbildung für die HNO-Ärzte gebeten wurde. Schließlich gipfelten die Bemühungen darin, dass zum traditionellen interdisziplinären Treffen der HNO-Klinik in Gera 1998 endlich das Thema Dysphagie auf der Tagesordnung stand und auf mein Betreiben hin sogar Frau Schröter-Morasch als eine der Referent/-innen geladen wurde. Eines der Ergebnisse dieses Treffens war, dass in einer Radiologischen Praxis in Gera recht zügig die Durchführung von Videofluorographie des Schluckaktes ermöglicht wurde.

Ein spezieller und sehr glücklicher Umstand war, dass sich im Nachgang zu diesem HNO-Treffen die Arbeitsgemeinschaft Dysphagie Ostthüringen gründete. Aus Unzufriedenheit mit der Situation entwickelte sich ein interdisziplinäres Bündnis zur Optimierung von Diagnostik und Therapie. Mitglieder sind HNO-Ärzte, Neurologen, Internisten, Radiologen, Intensivmediziner und Sprechwissenschaftler sowie Logopäden. Zunächst standen diagnostisches Procedere und Abläufe in den beteiligten Einrichtungen Wald-Klinikum Gera, Moritzklink Bad Klosterlausnitz, Fachkrankenhaus für Geriatrie und Innere Medizin Ronneburg und Institut für Phoniatrie und Pädaudiologie der Friedrich-Schiller-Universität Jena im Mittelpunkt. Es wurden unter anderem Symposien zur Fortbildung für medizinisches und pflegendes Personal für die Region Ostthüringen durchgeführt. Aktuell stehen vor allem Falldiskussionen und spezielle Fragen im Vordergrund.

Mit diesem Rückhalt lassen sich natürlich Änderungen im System leichter bewerkstelligen. Ich bin aber aus eigener Erfahrung überzeugt davon, dass Fachkompetenz und Hartnäckigkeit auch beim Einzelkämpfer früher oder später zum Erfolg führen.

Ein weiterer glücklicher Zufall war, dass ein sehr interessierter Assistenzarzt der Radiologie eine temporäre Weiterbildungsstelle in unserer Klinik für Neurologie hatte. Seinem persönlichen Interesse und seinem Einsatz gegenüber der damaligen Chefärztin der Radiologischen Klinik ist es zu verdanken, dass sich auch in unserem Haus die Videofluorographie etablieren ließ.

Es folgten meinerseits viele weitere Fortbildungen für Ärzte hausintern, allen voran Neurologen, Intensivmediziner und selbst Psychiater, aber auch viele Vorträge auf verschiedenen Tagungen und Kongressen regional und national, beispielsweise im Rahmen des Schlaganfallcurriculums an der Landesärztekammer

Thüringen, auf dem Jahreskongress der Thüringer Gesellschaft für Psychiatrie und Neurologie, der Jahrestagung der Deutschen Gesellschaft für Geriatrie u. a.

Aus heutiger Sicht kann ich einschätzen: Eine sehr gründliche klinische Befunderhebung mit entsprechender Dokumentation, das hartnäckige Einfordern von kompetenter und für die Therapie hinreichender Diagnostik und sehr vielfältige Fortbildungen haben geholfen, im Waldklinikum Gera zumindest Problembewusstsein seitens der Mediziner fast aller Disziplinen gegenüber der Dysphagie zu entwickeln.

4. Brocken: **Viele Köche verderben den Brei**

Die Suche nach geeigneter Schluckkost war außerordentlich beschwerlich. Die Empfehlung von breiiger Kost führte regelmäßig dazu, dass eine sehr große Palette von Speisen angeboten wurde: vom Wasser mit Kohlensäure über Haferflockenschleim, Kraftbrühe mit Einlage und Kräutern, die schon einen Schluckgesunden zum Husten brachte, bis zu Nudeln und Brot. Aber nie die eigentlich erwünschte Konsistenz von Speisen oder gar Getränken.

Wieder war ich auf der Suche nach den Ursachen. So recherchierte ich, dass bei chirurgischen Patienten oft mit so genannter Breikost oder passierter Grunddiät genau die von mir nicht erwünschten Konsistenzen verabreicht wurden, allem voran Tee oder Wasser unangedickt. Hier gab es ganz einfach große Unterschiede in Störungsbildern, Erfordernissen, Definitionen und Gewohntem. Breikost ist eben nicht gleich Breikost. Die Ursache war historisch gewachsen und pragmatisch: Es gab früher kaum Wahrnehmung für Dysphagie und nur die chirurgisch oder internistisch determinierten passierten Grunddiäten. Die mussten nie so peinlich genau spezielle Konsistenzen beinhalten.

Was tun? Wie erreicht man, dass der Patient wirklich nur die für ihn geeignete Kost erhält? Ich schrieb in meinen Befunden regelmäßig eine Indikations- und Kontraindikationsliste von Speisen, redete mir den Mund fusselig und verteilte Kopien von irgendwelchen Kostvorschlägen anderer Einrichtungen. Völlig unpraktikabel in einer Einrichtung mit Anfang der 1990-er Jahre noch über 1400 Betten!

Endlich kam der entscheidende Lichtblick: Zufällig lief mir im Treppenhaus die engagierteste unserer Diätassistentinnen über den Weg und es entwickelte sich aus einer verzweifelten Klage meinerseits eine sehr fruchtbare Zusammenarbeit. In unzähligen Treffen, Verkostungen, Experimenten entwickelte sich über Jahre nach und nach die Vorstufe unserer heutigen Schluckkost. Natürlich gingen dem wieder Fortbildungen für die Diätassistenten und später dann auch für die Küchenkräfte voraus. Bei allen musste Verständnis für die Problematik geweckt werden. War das erreicht, ließ es sich ganz anders arbeiten. Gemeinsam forschten wir nach geeigneten Nahrungsmitteln, die über den üblichen Kartoffel- oder Babybrei hinausgingen. Wir suchten und fanden Möglichkeiten, wie die geeigneten Konsistenzen definiert und normiert werden konnten. Alle im Haus gelisteten Lebensmittel wurden hinsichtlich ihrer Eignung als Schluckkost getestet und bewertet.

Ziel war, unmissverständliche Bestellungen in der Küche abzugeben und den Patienten garantiert mit den für ihn geeigneten Speisen zu versorgen. In unzähligen Treffen und Experimenten entwickelte sich unser inzwischen 8-stufiges Programm standardisierter Schluckkost.

Damit können wir eine breitere Palette an Speisen anbieten, auf die unterschiedlichen Störungsschwerpunkte und Schweregrade der Schluckstörung abgestimmt, und die vielen Missverständnisse ausräumen. Inzwischen weiß die Mehrheit des involvierten Pflegepersonals, was der Patient essen darf, wenn er beispielsweise Schluckkost 1a, 2b oder 3 verordnet bekommt. Dafür gibt es im Intranet unseres Hauses einen eindeutig definierten Katalog, der regelmäßig gepflegt wird. Durch die Zusammenarbeit mit unterschiedlichen Fachleuten aus unterschiedlichen Einrichtungen in der Arbeitsgemeinschaft Dysphagie Ostthüringen ist auch für die nachfolgende Rehabilitationseinrichtung ein effizienteres Arbeiten möglich, da wir eine gemeinschaftliche Definition gefunden haben und nutzen. Die Patienten gehen aus unserem Haus zum Beispiel mit Schluckkost 2a in die Moritzklinik Bad Klosterlausnitz zur Rehabilitation und dort weiß man sofort, welchen Stand der Patient erreicht hat und kann unmittelbar an die bisherige Koststufe anknüpfen.

Natürlich war es um ein Vielfaches leichter, die Schluckkost später gemeinschaftlich in der Arbeitsgruppe Dysphagie weiterzuentwickeln. Aber auch ein Einzelkämpfer kann das schaffen.

Auch bei der Festlegung, welches Andickungsmittel in unserem Haus zum Einsatz kommt, konnte ich mich durchsetzen. Auf meiner empirischen Suche nach Andickungsmitteln erschien mir ausgerechnet das Produkt am besten geeignet, welches unsere Abteilung Einkauf und die Apotheke aus finanziellen Erwägungen heraus eigentlich nicht beziehen wollten. Es gelang, das von mir favorisierte Produkt in unserem Haus zu halten. Rückendeckung holte ich mir damals bei meiner neurologischen Chefärztin. In unserem gemeinsamen Schreiben an Apotheke und Abteilung Einkauf betonten wir, dass aus medizinischen Gründen eben doch dieses spezielle Produkt eingesetzt werden soll. Unsere Erfahrungen und die Vorgehensweise wurden teilweise veröffentlicht im Forum Logopädie (Berger / Heide-Schröter 2007) und im ersten Heft der „Lila Reihe" der Firma Pfrimmer Nutricia (Berger / Volkert 2008).

5. Bröckchen: Früh übt sich

In Gera gibt es eine Ausbildungseinrichtung für Pflegeberufe. Die praktische Ausbildung wird in unserem Haus absolviert. Was liegt näher, als bereits mit den Auszubildenden das Thema Dysphagie zu erörtern. Ich hielt in jedem Jahrgang eine Doppelstunde zur Dysphagie mit theoretischen Erläuterungen, Selbsterfahrung und Hinweisen zum praktischen Umgang. Das nenne ich eine nachhaltige Investition in die Zukunft.

6. Brocken: Für ein strahlendes Lächeln

In diesem Jahr gab es für mich bereits einen Monat vor Ostern ein Geschenk oder besser gesagt Belohnung für jahrelangen Kampf. Endlich sind in unserem Akutkrankenhaus nach der früheren Einführung von Zungenbürsten nun auch Haftcreme für Zahnprothesen sowie Zahnbürsten und Mundtupfer im Angebot, die an das Absaugsystem angeschlossen werden können. Eigentlich war das keine Osterüberraschung, sondern das Ergebnis meiner jahrelangen Zeit der Recherche, Erprobung und Überzeugung von Pflegedienst, Pflegedienstleitung und Geldgebern.

Jahrzehntelange Gewohnheiten wie der Gebrauch von Citronenglycerol-Lösung oder sogenannter Lemonsticks ohne jegliche Reflexion über Sinn oder Ergebnis der Verwendung, die Ignoranz von erforderlichen Zahnprothesen und deren Halt im Mund – es gab und gibt viele Fakten, gegen die ich im Feldzug war und bin.

Einerseits natürlich in Form von gebetsmühlenartiger Agitation gegenüber dem einzelnen Pflegenden. Wesentlich effektiver ist es, die Verantwortlichen der Pflegedienstleitung zum Beispiel im Rahmen von Fortbildungen für Veränderung zu interessieren. Moderne Themen für solche Fortbildungen sind zum Beispiel Mangelernährung und der geriatrische Patient, heute Standard im Fortbildungskatalog vieler Institutionen.

Unter anderem mit der Argumentation, dass die Keimbesiedlung im Mund auch zur Entwicklung von sehr behandlungs- und kostenintensiven Pneumonien führen kann, lassen sich bei Hartnäckigkeit auch jahrzehntelange Strukturen verändern. Nach der Erweiterung des Sortiments in unserem Haus, sehe ich aktuell das Kuriosum, dass etliche Pflegende erst noch von der Sinnhaftigkeit dieser Absaugutensilien überzeugt werden müssen, obwohl sie damit eigentlich eine eindeutige Erleichterung ihrer eigenen Arbeit bei der Mundpflege erleben können. Unbekanntes und Ungewohntes stehen hier wieder in Opposition zu Gewohnheit und Tradition. Wieder wird es Fortbildungen geben müssen. (Erfahrungsgemäß ist es übrigens schwer, Pflegende zur Selbsterfahrung im Bereich der Mundpflege zu bewegen, obwohl sie diese tagtäglich an Patienten praktizieren müssen). Wieder gilt: „Steter Tropfen..."

Beendet ist mein Kampf noch lange nicht. Noch gibt es auch keinen Konsens über die am besten geeignete Mundspüllösung in unserem Haus. Mein engster Gesprächspartner ist diesmal die Apotheke...

7. Brocken: Zusammenfassung: Wichtige Zutaten für interdisziplinäre Zusammenarbeit

Was brachte mich als Klinische Sprechwissenschaftlerin im Akutkrankenhaus zu dem Stand, dass meine Arbeit als Schlucktherapeut akzeptiert und gefragt wird, dass wir eine relativ zufriedenstellende Diagnostik und standardisierte Schluckkost haben, obwohl das Waldklinikum bereits seit 90 Jahren besteht und feste traditionelle Strukturen vorlagen?

- Überzeugende Fachkompetenz: Sattelfeste theoretische Kenntnisse, gepaart mit sehr viel Praxis und Selbsterfahrung auch in angrenzenden Bereichen sind Grundlage für überzeugende Arbeit.

- Durchführung von vielfältigen Fortbildungen für verschiedenste Berufsgruppen: Von Küchenkraft bis Chefarzt gilt: Je lebendiger und praxisbezogener man Einsicht in die Problematik erwecken kann, desto leichter lässt sich Zusammenarbeit erreichen. Nicht immer sind viele theoretische Darstellungen von wissenschaftlichen Zusammenhängen erforderlich, viel mehr Bedeutung haben die praktischen Aspekte!

- Praxisverbundenheit: Je größer Praxisbezug und sensibles Gespür für die Gegebenheiten und Probleme der Pflegenden sind, desto eher erreicht man die so wichtige Kooperation selbst mit eher abwehrenden Mitarbeitern.

- Kontaktaufnahme mit „Tisch"-Partnern unterschiedlichster Fachschaften: Ich zähle auf, wer mir als Partner besonders wichtig war:

Pflegende, Ärzte, Pflegedienstleiter, Diätassistenten und -köche, Küchenchefs, Verantwortliche für die pflegerischen Standards, Vertreter der Ernährungsteams, Überleitungsschwestern und Sozialarbeiter, Apotheker, Ernährungswissenschaftler, Vertreter von Sanitätshäusern und Pharmafirmen, Stomaschwestern und nicht zuletzt andere Therapeutengruppen. (Auf diese bin ich hier bewusst nicht zu sprechen gekommen, weil man sie sehr leicht mit an einen Tisch bekommt). Man suche die engagiertesten Fachleute oder Kollegen, die Interesse an diesem Spezialgebiet haben oder die vielleicht bereit sind, auf der Suche nach einer neuen Nische neue Wege zu gehen.

- Kritische Wachsamkeit: Kriminalistischer Spürsinn für Schwachstellen und Konflikt-Ursachen ist wichtig. Es gilt, die Quellen für auftretende Missverständnisse zu suchen und diese auch an der Quelle zu lösen. Manches scheinbares Problem ist gar keines! Die bisher nicht gelistete Haftcreme für Zahnprothesen hatte beispielsweise in unserem Haus nach Aussage der Abteilung Einkauf einfach niemals vorher jemand eingefordert!

- Sehr viel Geduld und Beharrlichkeit: Der heutige Stand der Zusammenarbeit in Gera ist das Ergebnis von sehr vielen Jahren, in denen es oft Probleme gab, die mir als scheinbar unlösbar erschienen.

- Zufälle und glückliche Umstände: Wenn im entscheidenden Moment die „richtigen" Kollegen als Ansprechpartner gefunden werden, dann lassen sich viele Vorhaben natürlich wesentlich leichter umsetzen. Ich erinnere hier nur an den Assistenzarzt der Radiologie, der wie im geschilderten Fall sehr an Innovation interessiert war.

> *„Entweder er schluckt oder er schluckt nicht,*
> *da können sie sowieso nichts machen!"*

Ich war anfänglich sehr geneigt, dieses Zitat meines Stationsarztes auf ihn selbst und auf manchen Kollegen zu beziehen. Beim Kampf gegen eine Großzahl von fachlichen und logistischen Problemen war ich zunächst resigniert: „Entweder die schlucken das oder nicht, da kann ich sowieso nichts machen!"

Dass die Entwicklung anders verlief und ich selbst wesentlich dazu beigetragen habe, dass sie „es" eben doch geschluckt haben, erfüllt mich im Nachhinein mit Stolz, besonders unter Berücksichtigung aller ursprünglichen Umstände.

Literaturverzeichnis

Bartolome, G. / Schröter-Morasch, H. (Hg.) (2006): Schluckstörungen. Elsevier Verlag, München, Jena.
Berger, R. / Heide-Schröter, A. (2007): Einführung von Schluckkoststufen zur Optimierung der Ernährung von Dysphagiepatienten. In: Forum Logopädie 1, 28-32.
Berger, R. / Volkert, D. (2008): Ernährung von Patienten mit Schluckstörung. In: Köhler, W. / Niers, N. / Berger, R. / Volkert, D.: Schluckstörungen. Lila Reihe Pfrimmer Nutricia, 41-54.
Böhme, G. (1980): Therapie der Sprach-, Sprech- und Stimmstörungen. Gustav Fischer Verlag, Stuttgart.
Böhme, G. (Hg.) (1997): Sprach-, Sprech-, Stimm- und Schluckstörungen. Band 1: Klinik. Gustav Fischer Verlag, Stuttgart.
Böhme, G. (Hg.) (1998): Sprach-, Sprech-, Stimm- und Schluckstörungen. Band 2: Therapie. Gustav Fischer Verlag, Stuttgart.
Brandt, T. / Dichgans, J. / Diener, H. C. (Hg.) (1992): Therapie und Verlauf neurologischer Erkrankungen. Kohlhammer Verlag, Stuttgart.
Brandt, T. / Dichgans, J. / Diener, H. C. (Hg.) (1998): Therapie und Verlauf neurologischer Erkrankungen. Kohlhammer Verlag, Stuttgart.
Huhn, S. (2009): Mangelernährung vermeiden. In: Heilberufe spezial Expertenstandard, 2-5.
Kwiatkowski, B. / Nuphaus, D. / Hellmann, O. / Schröter, G. / Schürmann, M. (2009): Mehr Appetit mit Fingerfood. In: Die Schwester. Der Pfleger 10, 952-953.
Poeck, K. (1992): Neurologie. Springer Verlag, Berlin etc.
Poeck, K. / Hacke, W. (2006): Neurologie. Springer Verlag, Berlin etc.
Prosiegel, M. / Weber, S. (2010): Dysphagie. Springer Verlag, Berlin etc.
Wirth, G. (1990): Sprachstörungen, Sprechstörungen, kindliche Hörstörungen. Deutscher Ärzte Verlag, Köln.
Wirth, G. (2000): Sprachstörungen, Sprechstörungen, kindliche Hörstörungen. Deutscher Ärzte Verlag, Köln.

Dr. phil. Renate Berger
SRH-Waldklinikum Gera
Klinik für Neurologie
Straße des Friedens 122
D-07548 Gera
renate.berger@wkg.srh.de

Hallesche Schriften zur Sprechwissenschaft und Phonetik

Herausgegeben von Lutz Christian Anders, Ines Bose, Ursula Hirschfeld,
Eva-Maria Krech, Baldur Neuber und Eberhard Stock

Bände 1–15 herausgegeben von Eva-Maria Krech und Eberhard Stock
Bände 16–32 herausgegeben von Lutz Christian Anders, Ursula Hirschfeld,
Eva-Maria Krech und Eberhard Stock

Band 1 Eva-Maria Krech / Eberhard Stock (Hrsg.): Beiträge zur deutschen Standardaussprache. Bericht von der 16. Sprechwissenschaftlichen Fachtagung 1994 an der Martin-Luther-Universität Halle-Wittenberg. Zum Gedenken an Hans Krech. 1996.

Band 2 Eva-Maria Krech / Eberhard Stock (Hrsg.): Sprechen als soziales Handeln. Festschrift zum 70. Geburtstag von Geert Lotzmann. 1997.

Band 3 Eva-Maria Krech / Eberhard Stock (Hrsg.): Sprechwissenschaft – Zu Geschichte und Gegenwart. Festschrift zum 90jährigen Bestehen von Sprechwissenschaft/Sprecherziehung an der Universität Halle. 1999.

Band 4 Yvonne Anders: Merkmale der Melodisierung und des Sprechausdrucks ausgewählter Dichtungsinterpretationen im Urteil von Hörern. Sprechwissenschaftlich-phonetische Untersuchungen. 2001.

Band 5 Margret Bräunlich / Baldur Neuber / Beate Rues (Hrsg.): Gesprochene Sprache – transdisziplinär. Festschrift zum 65. Geburtstag von Gottfried Meinhold. 2001.

Band 6 Eva-Maria Krech (Hrsg.): Sprach-, Sprech- und Stimmstörungen – interdisziplinäre Kooperation in der Therapie. Festschrift zum 65. Geburtstag von Volkmar Clausnitzer. 2002.

Band 7 Baldur Neuber: Prosodische Formen in Funktion. Leistungen der Suprasegmentalia für das Verstehen, Behalten und die Bedeutungs(re)konstruktion. 2002.

Band 8 Eberhard Stock / Ludmila Velièkova: Sprechrhythmus im Russischen und Deutschen. 2002.

Band 9 Ines Bose: *dóch da sín ja' nur mûster //*. Kindlicher Sprechausdruck im sozialen Rollenspiel. 2003.

Band 10 Eva-Maria Krech / Eberhard Stock (Hrsg.): Gegenstandsauffassung und aktuelle phonetische Forschungen der halleschen Sprechwissenschaft. 2003.

Band 11 Wieland Kranich: Phonetische Untersuchungen zur Prosodie emotionaler Sprechausdrucksweisen. 2003.

Band 12 Lutz Christian Anders / Ursula Hirschfeld (Hrsg.): Sprechsprachliche Kommunikation. Probleme, Konflikte, Störungen. 2003.

Band 13 Kati Hannken-Illjes: Gute Gründe geben. Ein sprechwissenschaftliches Modell argumentativer Kompetenz und seine didaktischen und methodischen Implikationen. 2004.

Band 14 Annaliese Benkwitz: Kontrastive phonetische Untersuchungen zum Rhythmus. Britisches Englisch als Ausgangssprache – Deutsch als Zielsprache. 2004.

Band 15 Norbert Gutenberg (Hrsg.): Schreiben und Sprechen von Hörfunknachrichten. Zwischenergebnisse sprechwissenschaftlicher Forschung. 2005.

Band 16 Christiane Ulbrich: Phonetische Untersuchungen zur Prosodie der Standardvarietäten des Deutschen in der Bundesrepublik Deutschland, in der Schweiz und in Österreich. 2005.

Band 17 Christiane Miosga: Habitus der Prosodie. Die Bedeutung der Rekonstruktion von personalen Sprechstilen in pädagogischen Handlungskontexten. 2006.

Band 18 Ursula Hirschfeld / Lutz Christian Anders (Hrsg.): Probleme und Perspektiven sprechwissenschaftlicher Arbeit. 2006.

Band 19 Ramona Benkenstein: Vergleich objektiver Verfahren zur Untersuchung der Nasalität im Deutschen. 2007.

Band 20 Beate Wendt: Analysen emotionaler Prosodie. 2007.

Band 21 Uwe Hollmach: Untersuchungen zur Kodifizierung der Standardaussprache in Deutschland. 2007.

Band 22 Ines Bose (Hrsg.): Sprechwissenschaft. 100 Jahre Fachgeschichte an der Universität Halle. 2007.

Band 23 Ute Gonnermann: Quantifizierbare Verfahren zur Bewertung von Dysphonien. Auditivperzeptive Heiserkeitsbeurteilung, apparative Stimmdiagnostik und Selbsteinschätzung der Stimme. 2007.

Band 24 Mariam Hartinger: Untersuchungen der Sprechmotorik von Polterern mit Hilfe der Elektromagnetischen Mediosagittalen Artikulographie (EMMA). 2008.

Band 25 Beate Redecker: Persuasion und Prosodie. Eine empirische Untersuchung zur Perzeption prosodischer Stimuli in der Werbung. 2008.

Band 26 Kerstin Reinke: Zur Wirkung phonetischer Mittel in sachlich intendierter Sprechweise bei Deutsch sprechenden Russen. 2008.

Band 27 Johanna Steinberg: Geflüsterte Plosive. Eine akustische Untersuchung zum Stimmhaftigkeitskontrast bei Plosiven im Deutschen. 2008.

Band 28 Cordula Hunold: Untersuchungen zu segmentalen und suprasegmentalen Ausspracheabweichungen chinesischer Deutschlernender. 2009.

Band 29 Swetlana Nossok: Kontrastive phonologische und phonetische Analyse Weißrussisch-Deutsch und Analyse interferenzbedingter Ausspracheabweichungen. 2009.

Band 30 Lutz Christian Anders / Ines Bose (Hrsg.): Aktuelle Forschungsthemen der Sprechwissenschaft 1. Sprach-, Sprech- und Stimmstörungen / Sprache und Sprechen von Hörfunknachrichten. 2009.

Band 31 Ursula Hirschfeld / Baldur Neuber (Hrsg.): Aktuelle Forschungsthemen der Sprechwissenschaft 2. Phonetik, Rhetorik und Sprechkunst. 2009.

Band 32 Cordula Schwarze: Formen und Funktionen von Topoi im Gespräch. Eine empirische Untersuchung am Schnittpunkt von Argumentationsforschung, Gesprächsanalyse und Sprechwissenschaft. 2010.

Band 33 Ursula Hirschfeld / Eberhard Stock (Hrsg.): Sprechwissenschaftlich-phonetische Untersuchungen zur interkulturellen Kommunikation Russisch–Deutsch. 2010.

Band 34 Elena Travkina: Sprechwissenschaftliche Untersuchungen zur Wirkung vorgelesener Prosa (Hörbuch). 2010.

Band 35 Ulrike Sievert / Susanne Voigt-Zimmermann (Hrsg.): Klinische Sprechwissenschaft. Aktuelle Beiträge aus Wissenschaft, Forschung und Praxis. 2011.

www.peterlang.de